U0232900

本草言歌

——中药速记歌诀（手绘涂色版）

主　编　王绍辉

中国医药科技出版社

内 容 提 要

本书收载常用中药 379 味，每味药的性味、归经、功效都编有速记歌诀。其中 268 味植物药是运用白描画法将其形、神、体积、质感等均以线条表现出来，使读者对这些常见植物药的形态有一定的认识。本书不仅仅是一本考试书，既可以有情怀地复习、有趣味地备考，更可以有面子地送同学，这是一本属于中医人的"秘密花园"。

图书在版编目（CIP）数据

本草言歌：中药速记歌诀手绘涂色版 / 王绍辉主编 . — 北京：中国医药科技出版社，2017.4

ISBN 978-7-5067-9128-1

Ⅰ . ①本… Ⅱ . ①王… Ⅲ . ①方歌—汇编 Ⅳ . ① R289.4

中国版本图书馆 CIP 数据核字（2017）第 044162 号

美术编辑 陈君杞

出版　中国医药科技出版社
地址　北京市海淀区文慧园北路甲 22 号
邮编　100082
电话　发行：010 - 62227427　邮购：010 - 62236938
网址　www.cmstp.com
规格　880 × 1230mm $\frac{1}{32}$
印张　13 $\frac{5}{8}$
字数　307 千字
版次　2017 年 4 月第 1 版
印次　2017 年 11 月第 2 次印刷
印刷　北京盛通印刷股份有限公司
经销　全国各地新华书店
书号　ISBN 978-7-5067-9128-1
定价　**49.00 元**

中央民族大学

国家级大学生创新创业训练计划资助项目

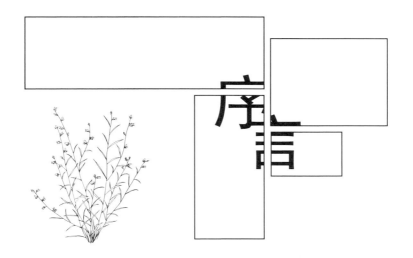

序言

《帝王本纪》载："黄帝使岐伯尝味草木，定本草经，造医方以疗众疾。"本草记载的药物有植物、动物、矿物和酿造类食品等，其中以草类为最多，故名以"本草"。世间本草皆有属性，"寒热温凉"，"辛甘酸苦咸"，四气五味，各有所司，自然孕育万物，人亦如此，"五脏六腑""七情六欲"，各有所主。五千年来，一根针，一棵草，守护保佑着成千上万的炎黄子孙。道生一，一生二，二生三，三生万物，古代朴素的哲学思想滋润着神奇的中国传统医学，以自然之物，用自然之法，医自然之身。

从小生活在有"一步三棵药"之称的大山中的孩子，对大自然有着不解情缘。喜欢山中的野花野草，喜欢山中的野果野味，有幸看着从天地间带来自然之美的草木，收集着广阔天地自然的结果，品味着本草自身韵味悠长的人文之美，渐生对本草的仰慕之情，或是深情厚意。本草的价值不仅仅体现在它的"美"，更在于它的"理"，每一株本草都是一首诗，每一味中药都是一首词。不知道大家是否看过《仙剑奇侠传》，这部影视剧主角的名字诸如"徐长卿""龙葵""紫萱""景天""雪见"等，均源于本草，古色古香，好听古典。

本书收载常用中药 379 味，每味药的性味、归经、功效都编有速记歌诀。其中 268 味植物药是运用白描画法将其形、神、体积、质感等均以线条表现出来，使读者对这些常见植物药的形态有一定的认识。

撰写本书，不仅是为了能和读者共享本草之美，更希望读者在系统学习植物药功效的同时，对这 268 味常见常用植物药的形态等有一定的认识，同时，又配以歌诀，以便于读者记忆中药，这种"图文并茂"的形式，使中药的学习更加舒心。本书不仅仅是一本考试书，既可以有情怀地复习、有趣味地备考，更可以有面子地送同学，这是一本属于中医人的"秘密花园"。

最后，感谢中央民族大学以及指导老师刘同祥教授的大力支持及帮助。本书若有不完善之处，请读者不吝指正，今后定当修订补充。

王绍辉

2016 年 12 月

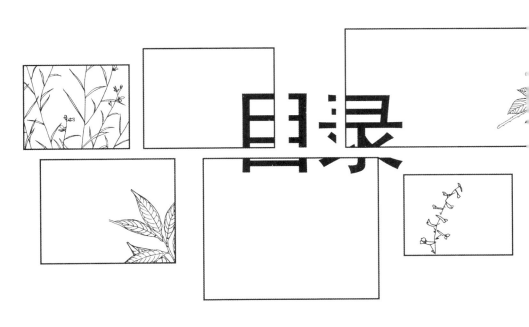

目录

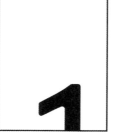

1

解表药

凡以发散表邪、治疗表证为主的药物，称解表药，又叫发表药。

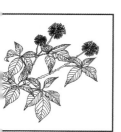

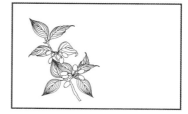

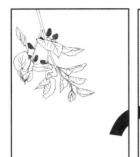

2

清热药

凡以清解里热、治疗里热证为主的药物，称为清热药。

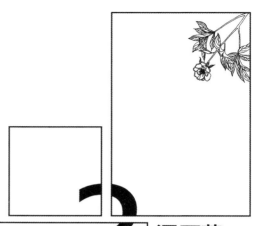

3

泻下药

凡能引起腹泻，或润滑大肠，促进排便的药物，称为泻下药。

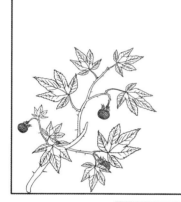

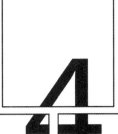

祛风湿药

凡以祛除风寒湿邪、治疗风湿痹证为主的药物，称为祛风湿药。

4

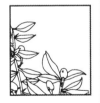

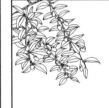

化湿药

凡气味芳香，性偏温燥，以化湿运脾为主要作用的药物，称为化湿药。

5

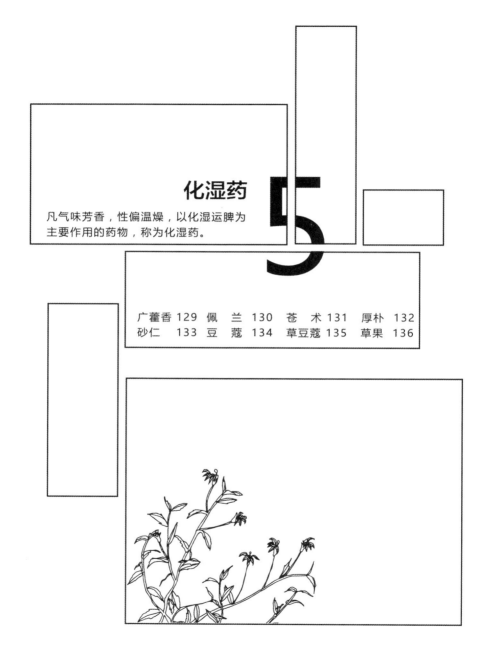

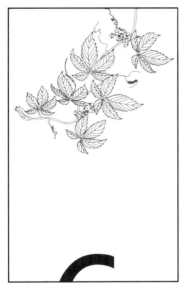

6 利水渗湿药

凡能通利水道、渗泄水湿、治疗水湿内停病证为主的药物，称利水渗湿药。

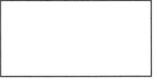

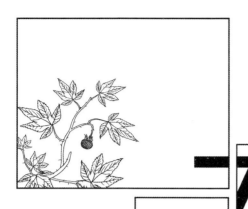

7

温里药

凡以温里祛寒、治疗里寒证为主的药物，称温里药，又名祛寒药。

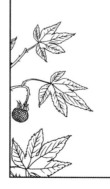

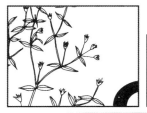

8

理气药

凡以疏理气机为主要作用、治疗气滞或者气逆证的药物，称为理气药，又名行气药。

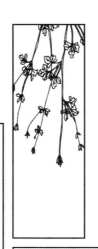

9

消食药

凡以消化食积为主要作用，主治饮食积滞的药物，称为消食药。

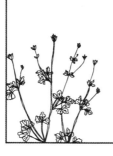

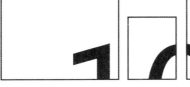

10

驱虫药

凡以驱除或杀灭人体内寄生虫、治疗虫证为主的药物，称为驱虫药。

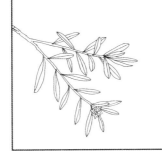

11

止血药

凡以制止体内外出血、治疗各种出血病证为主的药物，称为止血药。

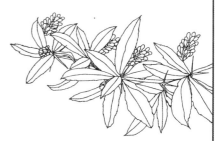

12 活血化瘀药

凡以通利血脉、促进血行、消散瘀血为主要功效，用于治疗瘀血病证的药物，称活血化瘀药。

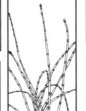

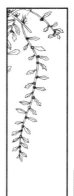

13 化痰止咳平喘药

凡能祛痰或消痰、治疗"痰证"为主的药物，称化痰药；以制止或者减轻咳嗽和喘息为主要作用的药物，称止咳平喘药。

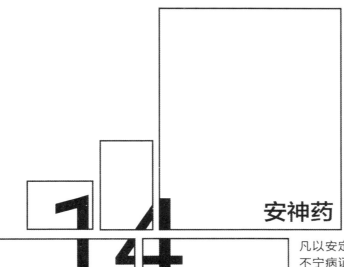

14

安神药

凡以安定神志、治疗心神不宁病证为主的药物，称安神药。

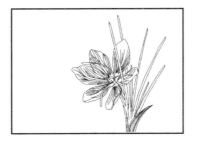

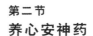

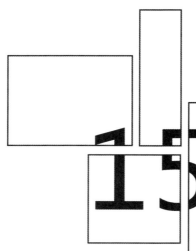

15

平肝息风药

凡以温里祛寒、治疗里寒证为主的药物，称温里药，又名祛寒药。

第一节
平抑肝阳药

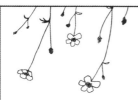

第二节
息风止痉药

16 开窍药

凡具辛香走窜之性、以开窍醒神为主要作用，治疗闭证神昏的药物，称为开窍药，又名芳香开窍药。

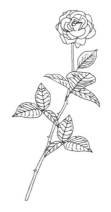

17

补虚药

凡能补虚扶弱，纠正人体气血阴阳虚衰的病理偏向，以治疗虚证为主的药物，称为补虚药。

收涩药

18

凡以收敛固涩、用以治疗各种滑脱病证为主的药物称为收涩药，又称固涩药。

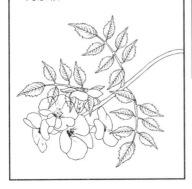

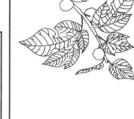

19

涌吐药

凡以促使呕吐，治疗毒物、宿食、痰涎等停滞在胃脘或胸膈以上所致病证为主的药物，称为涌吐药，又称催吐药。

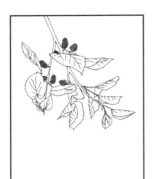

攻毒杀虫止痒药

凡以攻毒疗疮、杀虫止痒为主要作用的
药物，分别称为攻毒药或杀虫止痒药。

20

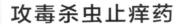

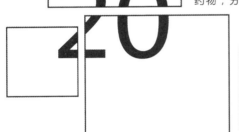

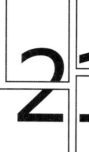

21 拔毒化腐生肌药

凡以外用拔毒化腐、生肌
敛疮为主要作用的药物,
称为拔毒化腐生肌药。

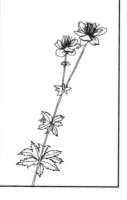

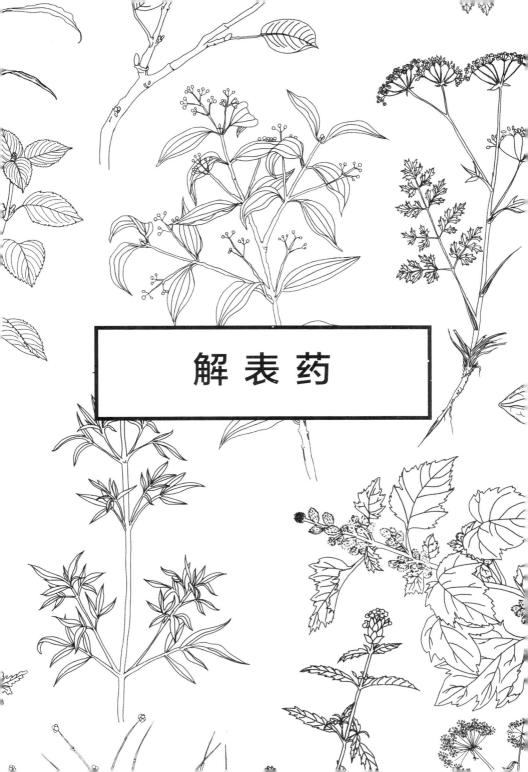

解 表 药

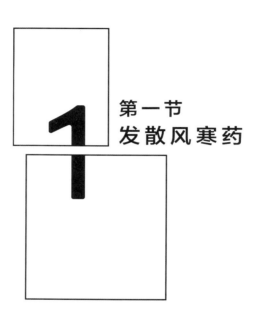

第一节
发散风寒药

麻黄桂枝紫苏姜，

荆芥防风藁本羌（羌活），

细辛白芷鹅（不食草）葱（白）香（薷），

胡荽柽柳辛夷苍（耳子）。

1 麻黄 mahuang

性味：辛、微苦，温

归经：肺、膀胱

功效：发汗解表，宣肺平喘，
利水消肿，散寒通滞

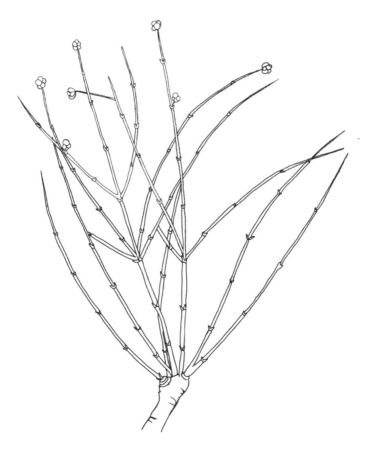

记忆：麻黄发汗能解表，宣肺平喘利水消；
辛温微苦草质茎，归属肺与膀胱经。

2 桂枝　guizhi

性味：辛、甘，温

归经：心、肺、膀胱

功效：发汗解肌，温通经脉，助阳化气，
　　　散寒止痛，平冲降逆

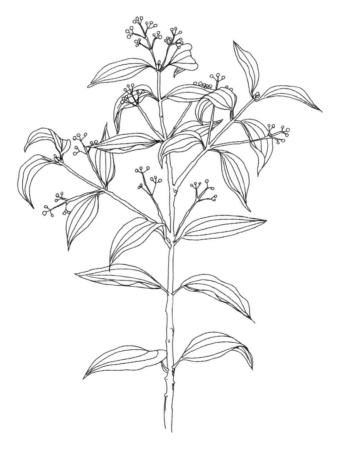

记忆：桂枝发汗与解肌，温通经脉助化气；
　　　干燥嫩枝辛甘温，伤阴动血肺膀心。

3 紫苏　zisu

性味：辛，温

归经：肺、脾

功效：叶：解表散寒，行气和胃，化痰止咳，解鱼蟹毒

　　　　梗：理气宽中，止痛，安胎

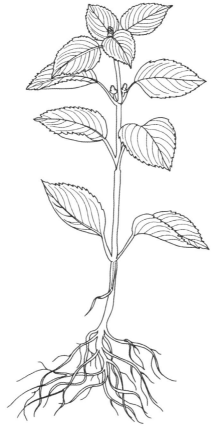

记忆：紫苏辛温用茎叶，解表散寒肺脾经；

　　　行气宽中解鱼蟹，理气安胎化痰咳。

4 生姜 shengjiang

性味：辛，微温

归经：肺、脾、胃

功效：解表散寒，温中止呕，
　　　化痰止咳，解鱼蟹毒

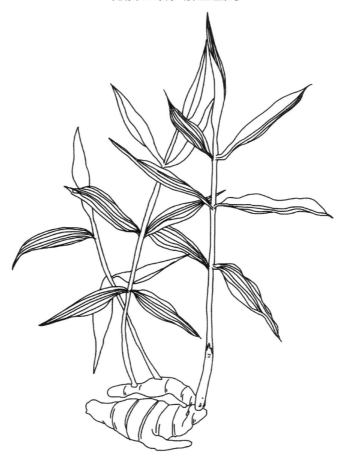

记忆：生姜新鲜根茎用，辛温肺脾属胃经；
　　　解表散寒解鱼蟹，化痰温中止呕咳。

5 香薷　xiangru

性味：辛，微温
归经：肺、脾、胃
功效：发汗解表，化湿和中，利水消肿

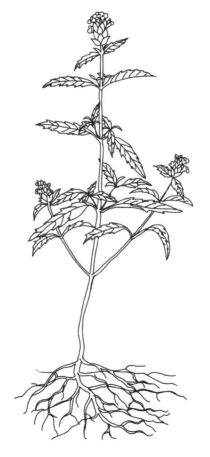

记忆：香薷发汗能解表，化湿和中利水消；
　　　干燥地上辛微温，肺脾胃经发汗强。

6 荆芥　jingjie

性味：辛，微温

归经：肺、肝

功效：解表散风，透疹，消疮，止血（炒炭）

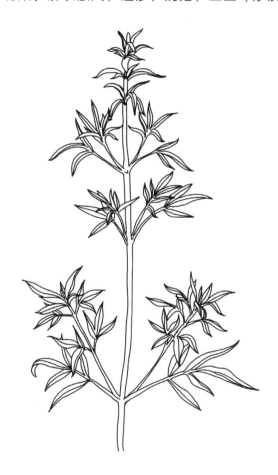

记忆：荆芥药用地上部，微温辛味肺肝经；
　　　祛风解表能止血，透疹消疮效显著。

7 防风　fangfeng

性味：辛、甘，微温

归经：膀胱、肝、脾

功效：祛风解表，胜湿止痛，止痉，
　　　　升清燥湿止泻，止痒

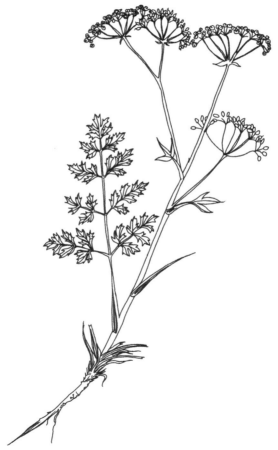

记忆：防风祛风能解表，胜湿止痛同止痉；
　　　　辛甘微温膀胱经，肝脾燥湿根升清。

6

8 羌活　qianghuo

性味：辛、苦，温
归经：膀胱、肾
功效：解表散寒，祛风除湿，止痛

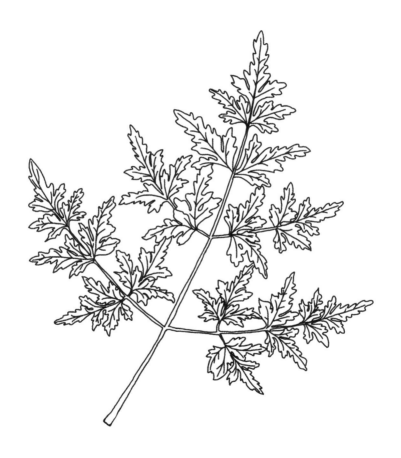

记忆：羌活根茎能散寒，胜湿止痛功效添；
　　　辛苦温肾膀胱经，祛风解表同防风。

9 白芷 baizhi

性味：辛，温
归经：肺、胃、大肠
功效：解表散寒，祛风止痛，宣通鼻窍，
　　　燥湿止带，消肿排脓

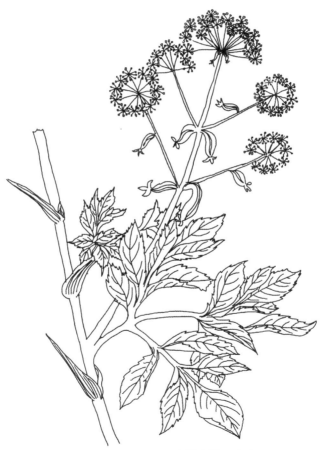

记忆：白芷干燥根辛温，肺胃大肠通鼻窍；
　　　解表散寒能祛风，燥湿止带消肿脓。

10 细辛　xixin

性味：辛，温。有小毒

归经：心、肺、肾

功效：解表散寒，祛风止痛，
　　　通窍，温肺化饮

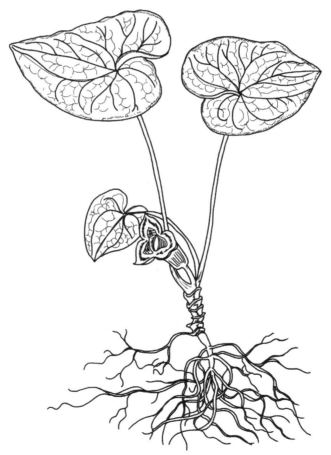

记忆：细辛辛温有小毒，解表散寒能祛风；
　　　温肺化饮通鼻窍，肺肾心经全草经。

11 藁本　gaoben

性味：辛，温

归经：膀胱

功效：祛风散寒，除湿止痛

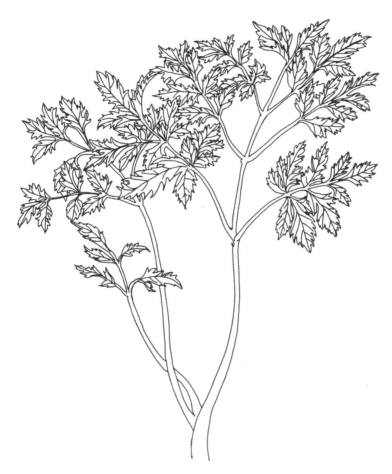

记忆：藁本根茎或根用，祛风散寒除湿痛；
　　　辛温归经膀胱经，颠顶疼痛首选用。

12 苍耳子 cang'erzi

性味：辛、苦，温。有毒

归经：肺

功效：散风寒，通鼻窍，祛风湿，止痛

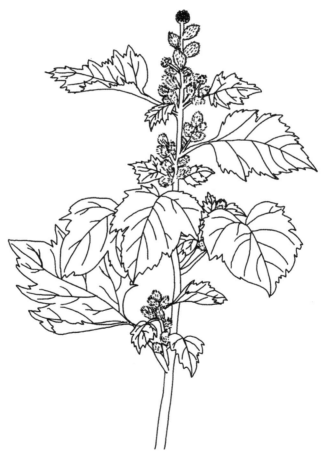

记忆：苍耳有毒辛苦温，成熟果实肺归经；
　　　发散风寒通鼻窍，祛风湿时兼止痛。

13 辛夷　xinyi

性味：辛，温

归经：肺、胃

功效：散风寒，通鼻窍

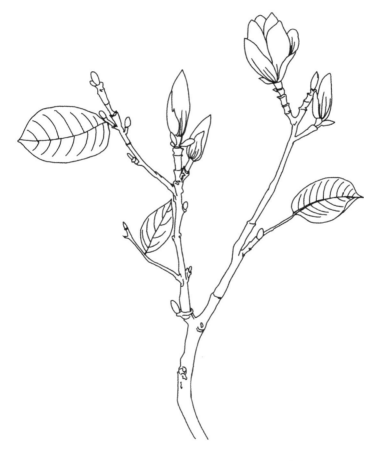

记忆：辛夷辛温肺胃经，发散风寒通鼻窍；
　　　干燥花蕾做药用，有毛使用宜包煎。

14 葱白 congbai

性味：辛，温

归经：肺、胃

功效：发汗解表，散寒通阳，解毒散结，
通络下乳

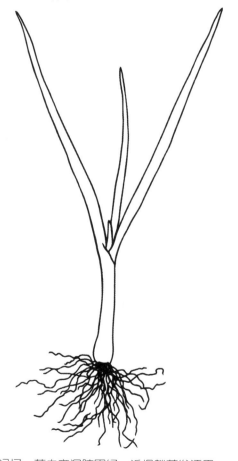

记忆：葱白辛温肺胃经，近根麟茎发汗用；
解毒散结能下乳，散寒通阳通经络。

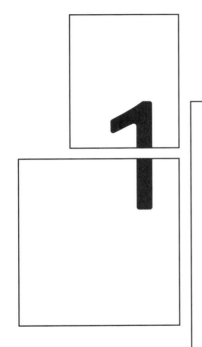

第二节
发散风热药

薄荷蝉蜕牛蒡子，
桑叶菊花蔓荆子，
柴胡升麻与葛根，
浮萍木贼淡豆豉。

15 薄荷　bohe

性味：辛，凉

归经：肺、肝

功效：疏散风热，清利头目，利咽，透疹，
　　　疏肝行气，芳香辟秽，化湿和中

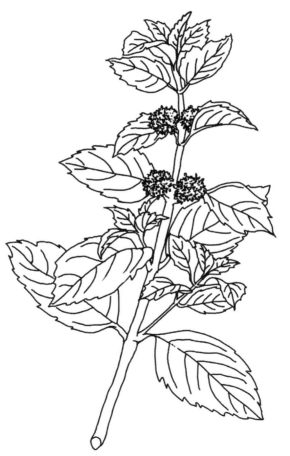

记忆：薄荷辛凉肺肝经，疏散风热头目清；
　　　利咽透疹疏肝气，辟秽化湿兼和中。

16 牛蒡子　niubangzi

性味：辛、苦，寒

归经：肺、胃

功效：疏散风热，宣肺祛痰，利咽透疹，
　　　解毒消肿，止痒，润肠通便

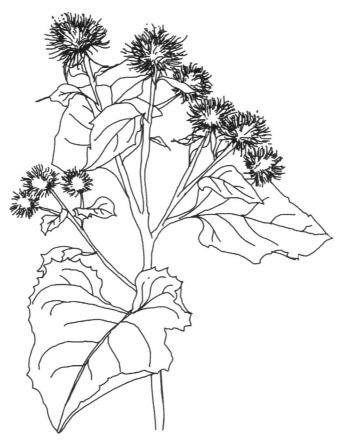

记忆：牛蒡肺胃寒苦辛，宣肺祛痰散风热；
　　　果实润肠能通便，利咽透疹解毒消。

17 蝉蜕　chantui

性味：甘，寒

归经：肺、肝

功效：疏散风热，利咽开音，透疹，
　　　明目退翳，息风止痉

记忆：蝉蜕肝肺性甘寒，利咽开音散风热；
　　　透疹明目兼退翳，息风止痉功用彻。

18 桑叶　sangye

性味：甘、苦，寒

归经：肺、肝

功效：疏散风热，清肺润燥，平抑肝阳，
　　　清肝明目，凉血止血

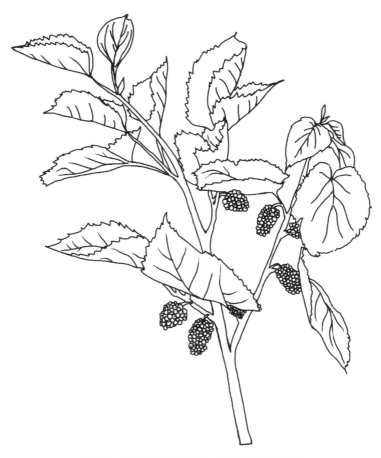

记忆：桑叶肺肝甘苦寒，清肺润燥平肝阳；
　　　明目清肝散风热，再加凉血与止血。

19 菊花 juhua

性味：甘、苦，微寒

归经：肺、肝

功效：疏散风热，平抑肝阳，清肝明目，
清热解毒

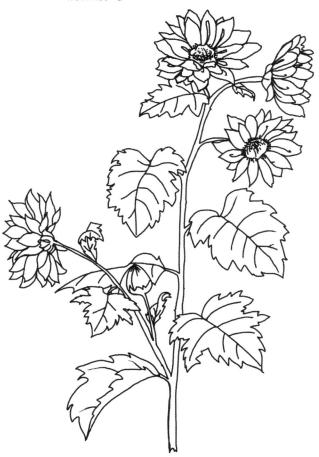

记忆：菊花辛甘苦微寒，疏散风热平抑肝；
清肝明目解热毒，头状花序肺与肝。

20 蔓荆子　manjingzi

性味：辛、苦，微寒

归经：膀胱、肝、胃

功效：疏散风热，清利头目，祛风止痛

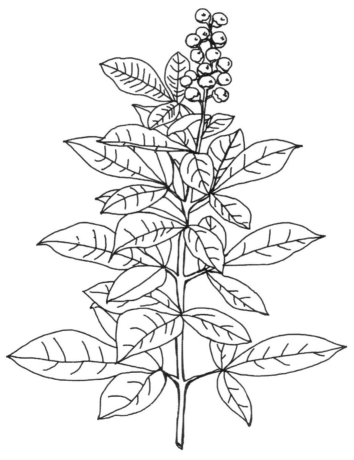

记忆：蔓荆膀胱肝与胃，辛苦微寒用果实；

疏散风热清头目，祛风止痛要区分。

21 柴胡　chaihu

性味：辛、苦，微寒

归经：肝、胆、肺

功效：疏散退热，疏肝解郁，
　　　升举阳气，截疟

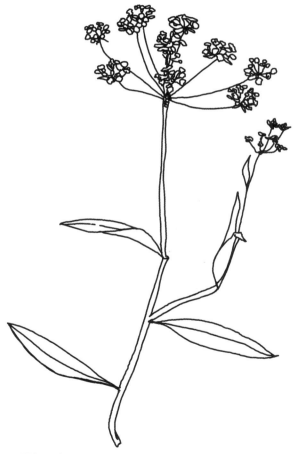

记忆：柴胡肝胆性微寒，辛苦截疟功效添；
　　　解表退热能解郁，少阳厥阴举阳气。

22 升麻 shengma

性味：辛、微甘，微寒
归经：肺、脾、胃、大肠
功效：发表透疹，清热解毒，
　　　升举阳气，化斑

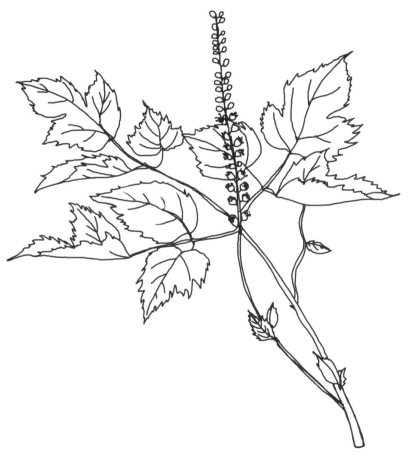

记忆：升麻脾胃大肠经，微甘微寒辛肺经；
　　　解表透疹举阳气，化斑解毒能清热。

23 葛根　gegen

性味：甘、辛，凉

归经：脾、胃、肺

功效：解肌退热，生津止渴，透疹，
　　　升阳止泻，通经活络，解酒毒

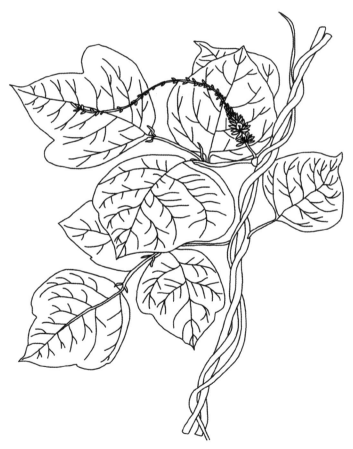

记忆：葛根脾胃辛甘凉，解肌退热透疹强；
　　　生津止渴能升阳，止泻干燥根入方。

24 淡豆豉 dandouchi

性味：苦、辛，凉

归经：肺、胃

功效：解表，除烦，宣发郁热，
　　　和中止呕，健胃

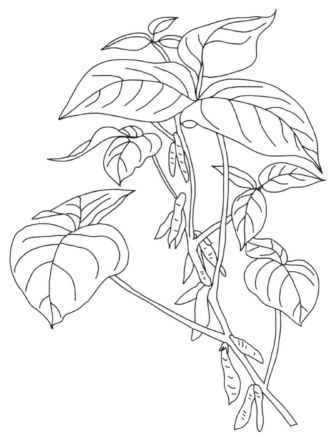

记忆：淡豆豉为发酵品，辛苦性凉能健胃；
　　　解表除烦宣郁热，和中止呕肺胃经。

25 浮萍　fuping

性味：辛，寒

归经：肺、膀胱

功效：宣散风热，透疹止痒，利尿消肿

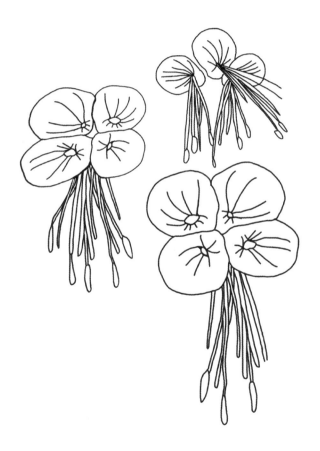

记忆：浮萍辛寒肺膀胱，宣散风热兼止痒；
　　　透疹利尿能消肿，热病烦闷表证宜。

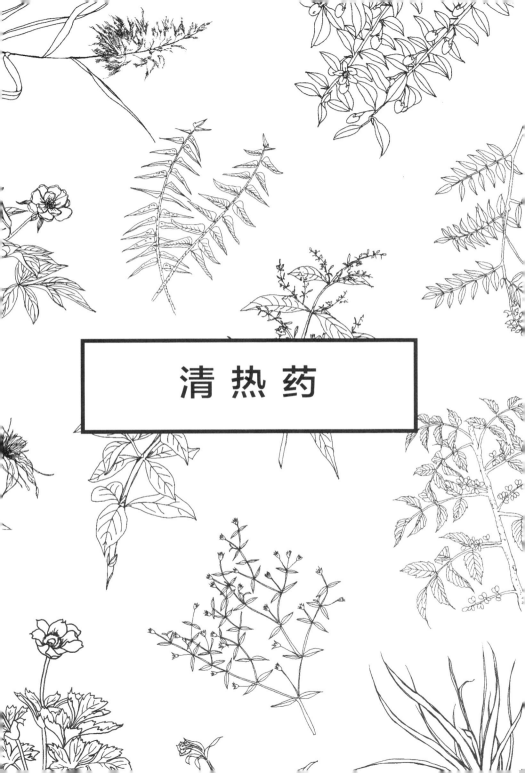

清 热 药

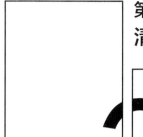

第一节
清热泻火药

清热泻火药石膏，

知母芦根鸭跖草，

谷精（草）竹叶淡竹叶，

栀子（天）花粉夏枯草，

决明（子）青葙（子）寒水石，

密蒙花与谷精草。

26 石膏　shigao

性味：甘、辛，大寒

归经：肺、胃

功效：生用：清热泻火，除烦止渴

　　　　煅用：收湿，生肌，敛疮，止血

记忆：石膏辛甘与大寒，清热泻火止血专；
　　　肺胃除烦能止渴，敛疮生肌收湿赞。

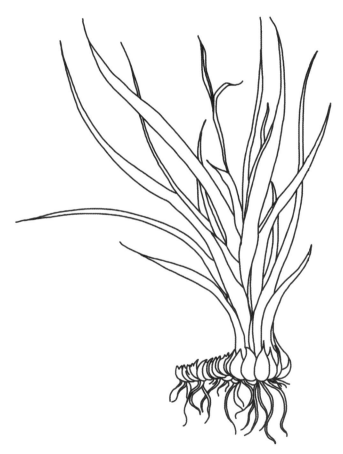

27 知母 zhimu

性味：苦、甘，寒

归经：肺、胃、肾

功效：清热泻火，滋阴润燥，生津止渴，
润肠通便

记忆：知母性寒味苦甘，肺胃肾经润肠便；
生津润燥清泻火，滋阴降火退骨蒸。

28 芦根　lugen

性味：甘，寒

归经：肺、胃

功效：清热泻火，生津止渴，除烦，
　　　止呕，利尿

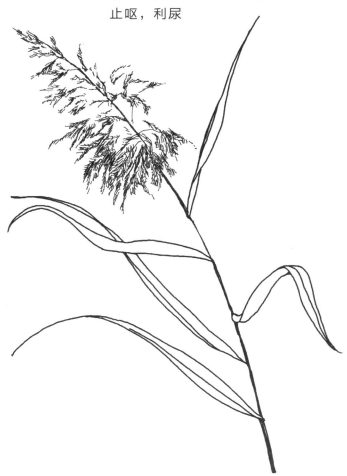

记忆：芦根甘寒肺胃经，生津止渴利尿行；
　　　清泻止呕能除烦，脾胃虚寒要慎用。

29 天花粉　tianhuafen

性味：甘、微苦，微寒
归经：肺、胃
功效：清热泻火，生津止渴，消肿排脓，
　　　清肺润燥

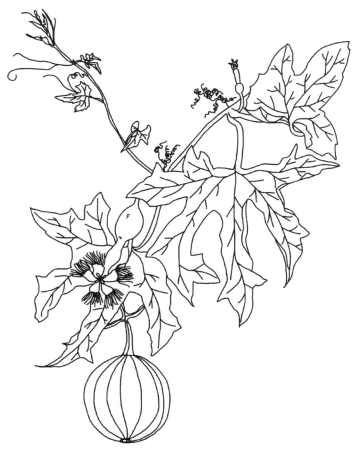

记忆：天花粉属肺胃经，微寒微苦甘属性；
　　　清泻润燥兼清肺，消肿排脓止渴用。

30 淡竹叶　danzhuye

性味：甘、淡，寒

归经：心、胃、小肠

功效：清热泻火，除烦止渴，利尿通淋

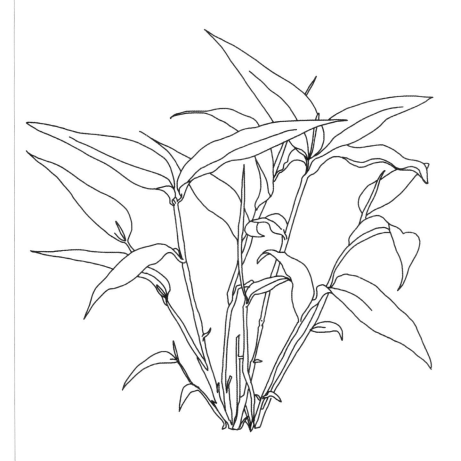

记忆：淡竹叶寒味甘淡，心胃小肠除烦专；
　　　干燥茎叶入汤剂，清热泻火能利尿。

31 栀子　zhizi

性味：苦，寒

归经：心、肺、三焦

功效：泻火除烦，清热利湿，凉血解毒，
　　　外用消肿止痛。焦栀子：凉血止血

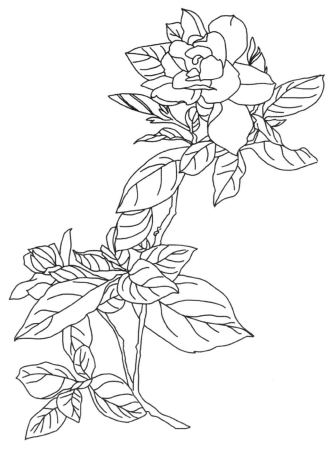

记忆：栀子心肺归三焦，苦寒泻火能除烦；
　　　清热解毒利湿热，炒焦凉血止血效。

32 夏枯草 xiakucao

性味：辛、苦，寒
归经：肝、胆
功效：清肝泻火，明目，散结消肿

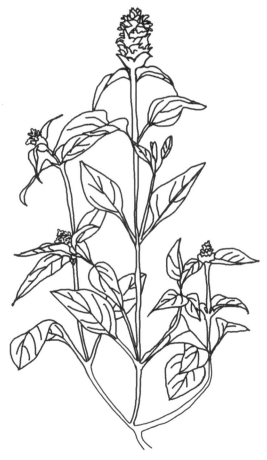

记忆：夏枯草果穗肝胆，明目泻清辛苦寒；
　　　散结消肿解热毒，脾胃寒弱慎用专。

33 决明子 juemingzi

性味：甘、苦、咸，微寒

归经：肝、大肠

功效：清肝明目，润肠通便，
　　　平抑肝阳

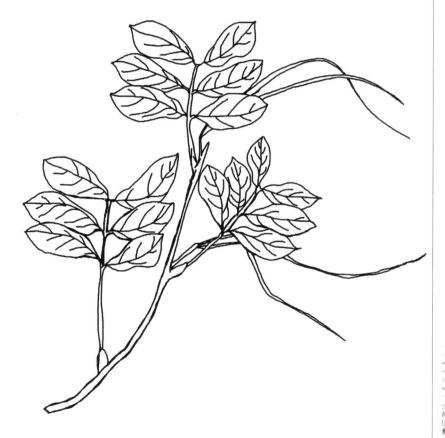

记忆：决明种子甘苦咸，大肠肝经性微寒；
　　　清肝泻火能明目，平抑肝阳润肠便。

34 密蒙花　mimenghua

性味：甘，微寒

归经：肝

功效：清热泻火，养肝明目，退翳

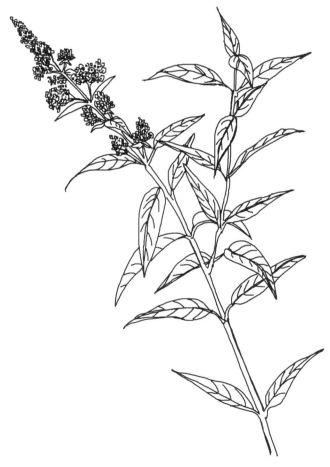

记忆：密蒙肝经甘微寒，清热泻火效也专；
　　　养肝明目同退翳，干燥花蕾记心间。

第二节
清热燥湿药

黄芩黄连及黄柏，
龙胆苦参秦皮白（鲜皮），
三棵（针）苦豆（子）马尾连。

2

35 黄芩 huangqin

性味：苦，寒

归经：肺、胆、脾、大肠、小肠

功效：清热燥湿，泻火解毒，止血，
　　　安胎（清肺火）

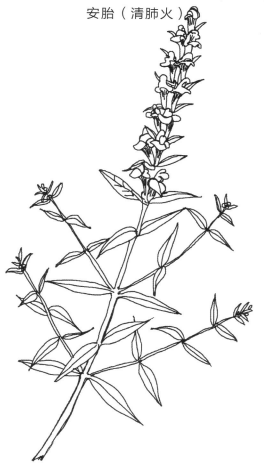

记忆：黄芩归经肺脾胆，大小肠经苦寒行；
　　　清热燥湿能泻火，解毒止血安胎专。

36 黄连 huanglian

性味：苦，寒

归经：心、脾、胃、肝、胆、大肠

功效：清热燥湿，泻火解毒，
　　　止痢（清心火）

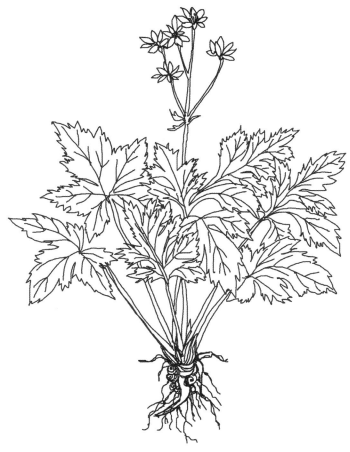

记忆：黄连心脾胃肝胆，大肠性苦寒行功；
　　　清热燥湿兼止痢，泻火解毒心火清。

37 黄柏 huangbo

性味：苦，寒
归经：肾、膀胱
功效：清热燥湿，泻火解毒，除骨蒸，疗疮

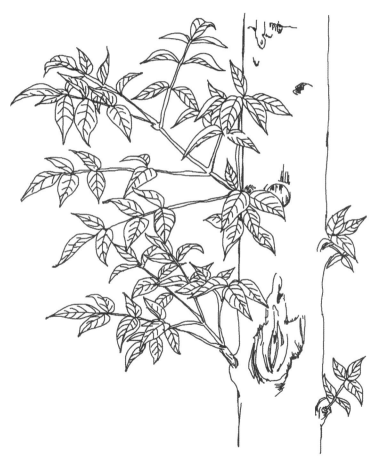

记忆：黄柏归经膀胱肾，苦寒解毒兼疗疮；
　　　清热泻火与燥湿，相火清泻除骨蒸。

38 龙胆 longdan

性味：苦，寒

归经：肝、胆

功效：清热燥湿，泻肝胆火

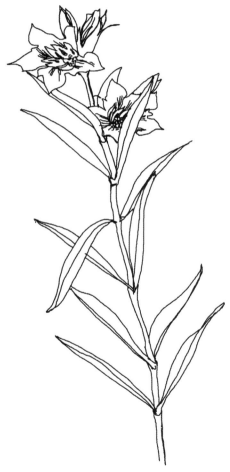

记忆：龙胆寒苦归肝胆，清热燥湿解毒专；
　　　肝胆实火泻根茎，阴虚津伤胃寒忌。

39 秦皮　qinpi

性味：苦、涩，寒

归经：肝、胆、大肠

功效：清热燥湿，收涩止痢，止带，

明目，清肝泻火

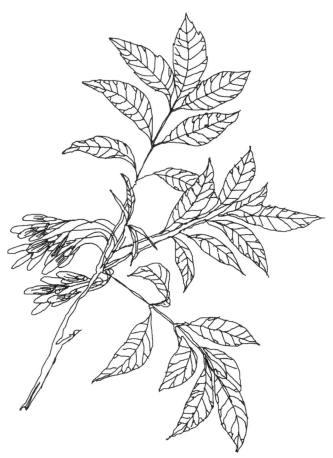

记忆：秦皮大肠肝胆寒，性味苦涩止泻痢；

清热燥湿清明目，清肝泻火止带专。

40 苦参　kushen

性味：苦，寒
归经：心、肝、胃、大肠、膀胱
功效：清热燥湿，杀虫止痒，
　　　利尿（清心胃火）

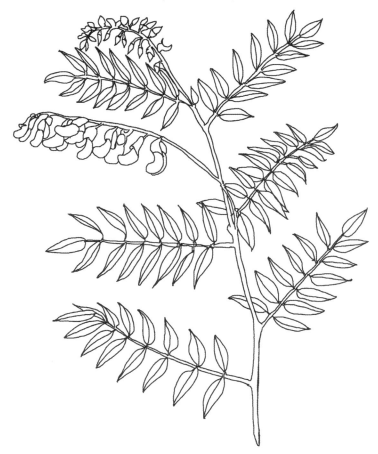

记忆：苦参苦寒心肝胃，膀胱利尿肠杀虫；
　　　清热燥湿止痒药，心火胃火一道清。

41 白鲜皮 baixianpi

性味：苦，寒

归经：脾、胃、膀胱

功效：清热燥湿，祛风解毒，止痒，通痹

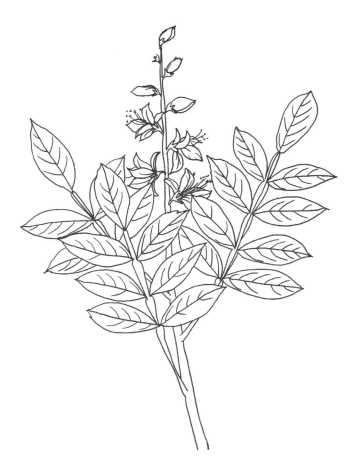

记忆：白鲜苦寒用根皮，清热燥湿能通痹；
　　　解毒祛风要止痒，脾胃归经膀胱宜。

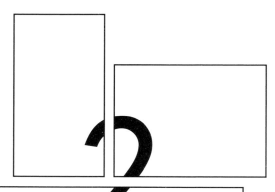

第三节
清热解毒药

解毒连翘金银花，

山豆根与射干马（勃），

板蓝根与青黛叶，

半边莲贯（众）大青叶，

（蒲）公英（紫花）地丁重楼拳（参），

四季（青）千里（光）野菊花，

鱼腥（草）（金）荞麦穿心莲，

青果地锦（草）熊胆鸦（胆子），

（大）血藤败酱（草）白花蛇（舌草），

（土）茯苓白蔹白头（翁）马（齿苋），

漏芦绿豆山慈菇，

木蝴蝶与余甘子，

翻白草与金果榄。

42 金银花 jinyinhua

性味：甘，寒

归经：肺、心、胃

功效：清热解毒，疏散风热，泻火消痈，
　　　凉血止痢，解暑

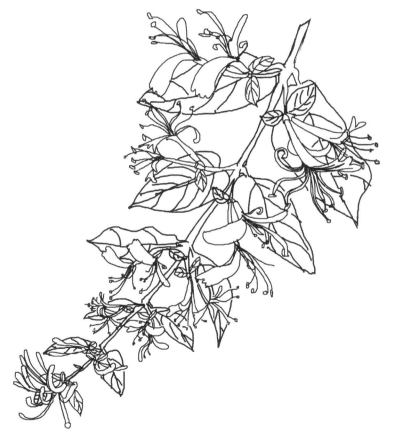

记忆：金银花心肺胃经，甘寒解热与疏风；
　　　泻火消痈解暑宜，凉血解毒止痢功。

43 连翘 lianqiao

性味：苦，微寒

归经：肺、心、小肠

功效：清热解毒，消肿散结，疏散风热

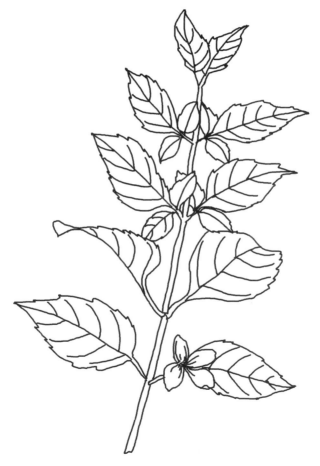

记忆：连翘肺心苦微寒，清热解毒肿结散；
　　　疏散风热小肠经，清心利尿果实干。

44 穿心莲 chuanxinlian

性味：苦，寒
归经：心、肺、大肠、膀胱
功效：清热解毒，凉血，消肿，燥湿，止痢

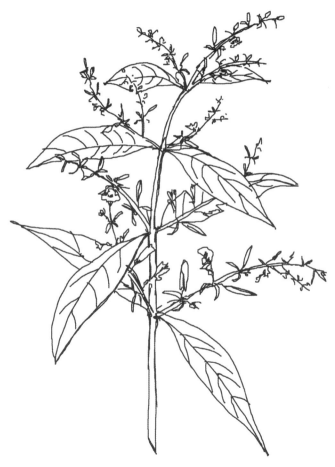

记忆：穿心莲心肺苦寒，膀胱大肠止痢专；
　　　清热解毒兼燥湿，凉血消肿刻心间。

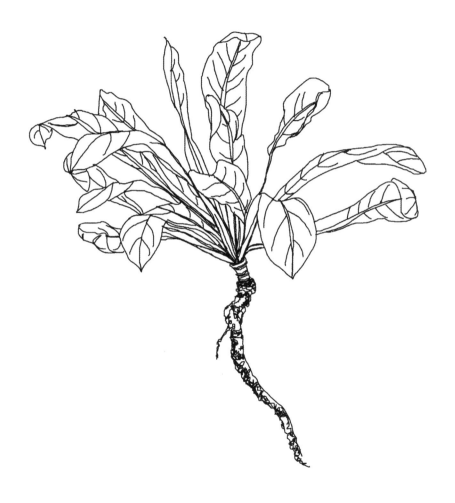

（45、46、47 同出一源）

45 大青叶　daqingye

性味：苦、寒

归经：心、胃

功效：清热解毒，凉血消斑，退热（抗病毒）

记忆：大青叶子菘蓝叶，性寒味苦心胃舒；
　　　清热解毒能退热，凉血消斑抗病毒。

46 板蓝根　banlangen

性味：苦，寒

归经：心、胃

功效：清热解毒，凉血，利咽

记忆：板蓝根心胃苦寒，凉血解毒兼利咽；
　　　咽喉不利大头瘟，头面红肿宜首选。

47 青黛　qingdai

性味：咸，寒

归经：肝

功效：清热解毒，凉血消斑，泻火定惊，
　　　息风止痉

记忆：青黛归肝性寒咸，清热解毒定惊专；
　　　凉血消斑泻肝火，息风止痉入丸散。

48 贯众　guanzhong

性味：苦，微寒。有小毒
归经：肝、胃
功效：清热解毒，驱虫，止血凉血

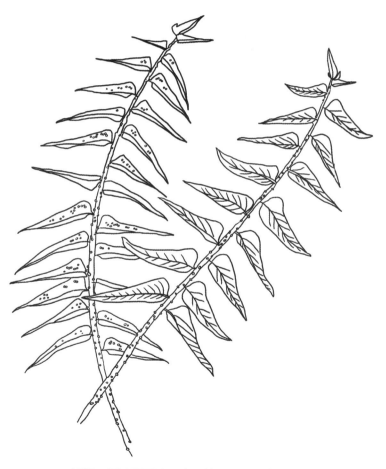

记忆：贯众肝胃有小毒，性苦微寒解热毒；
　　　干燥根茎药用部，凉血止血驱虫优。

49 蒲公英　pugongying

性味：苦、甘，寒

归经：肝、胃

功效：清热解毒，消肿散结，利湿通淋，
　　　清肝明目，通乳

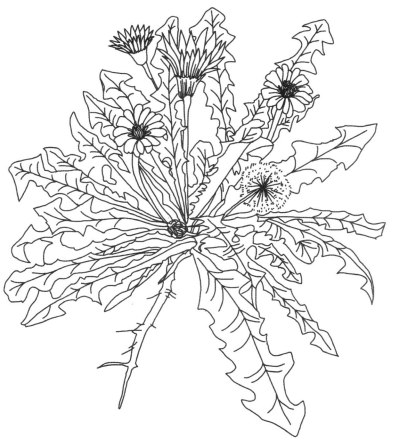

记忆：公英肝胃苦甘寒，清热解毒肿结散；
　　　利湿通淋能清肝，明目通乳治瘰疬。

50 紫花地丁　zihuadiding

性味：苦、辛，寒

归经：心、肝

功效：清热解毒，凉血消肿，解蛇毒

（肝热目赤肿痛，外感热病）

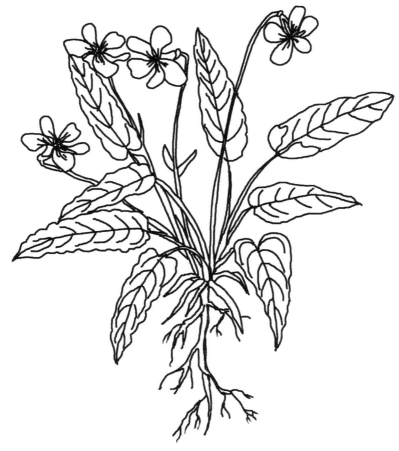

记忆：紫花地丁苦辛寒，心肝凉血消肿牵；

干燥全草解蛇毒，外感热病清热宏。

51 野菊花 yejuhua

性味：苦、辛，微寒

归经：肝、心

功效：清热解毒，泻火平肝，消肿止痛，
　　　利咽，疏散风热

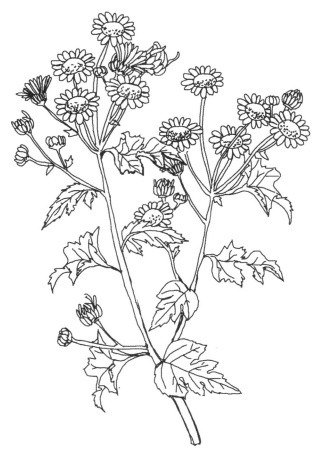

记忆：辛苦微寒野菊花，心肝利咽泻肝火；
　　　消肿止痛散风热，清热解毒效力宏。

52 重楼 chonglou

性味：苦，微寒。有小毒

归经：肝

功效：清热解毒，消肿止痛，凉肝定惊，
化瘀止血

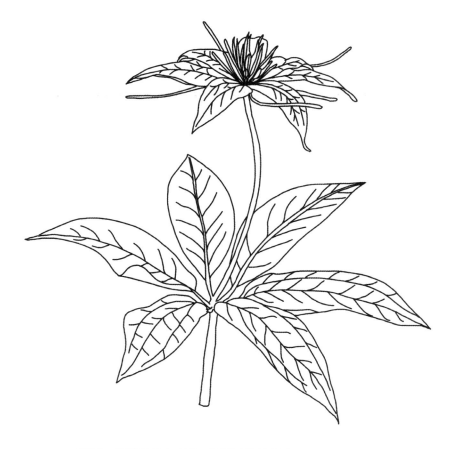

记忆：重楼苦寒有小毒，肝经清热能解毒；
消肿止痛兼定惊，凉血化瘀止血功。

53 土茯苓 tufuling

性味：甘、淡，平
归经：肝、胃
功效：解毒，除湿，通利关节，消肿散结，
　　　解汞毒（治梅毒）

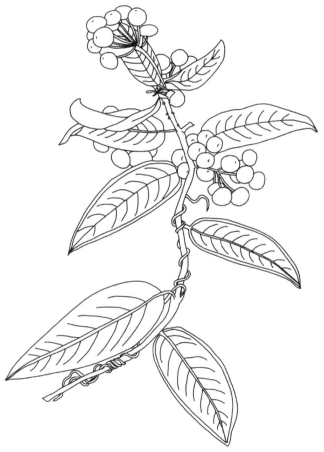

记忆：甘淡平胃土茯苓，肝经除湿解毒灵；
　　　通利关节解汞毒，消肿散结梅毒清。

54 鱼腥草 yuxingcao

性味：辛，微寒

归经：肺

功效：清热解毒，消痈排脓，利尿通淋，
利湿止痢，镇咳

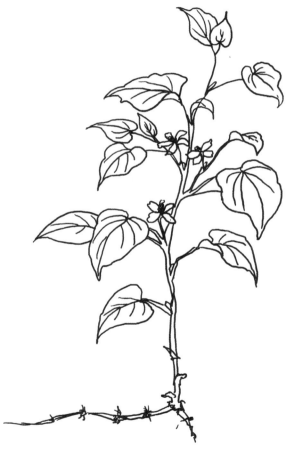

记忆：鱼腥草肺辛微寒，消肿排脓解毒兼；
利尿通淋能清热，镇咳利湿止痢专。

55 大血藤 daxueteng

性味：苦，平

归经：大肠、肝

功效：清热解毒，活血，祛风止痛，
散瘀通络，消痈

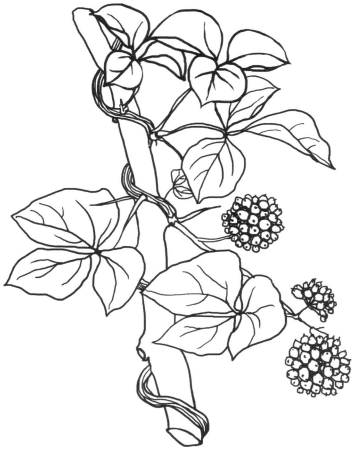

记忆：大肠肝苦平血藤，活血祛风能消痈；
散瘀通络同止痛，清热解毒用藤茎。

56 败酱草 baijiangcao

性味：辛、苦，微寒

归经：胃、大肠、肝

功效：清热解毒，消痈排脓，祛瘀止痛，
　　　镇静（肠痈）

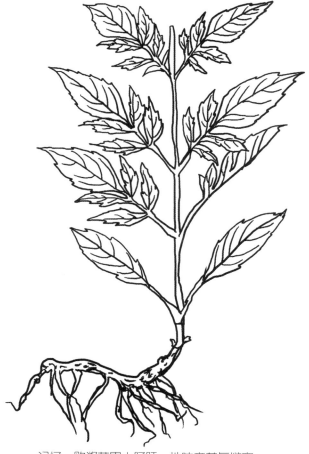

记忆：败酱草胃大肠肝，性味辛苦与微寒；
　　　消痈排脓解热毒，祛瘀止痛同镇静。

57 射干　shegan

性味：苦，寒

归经：肺

功效：清热解毒，消痰，利咽

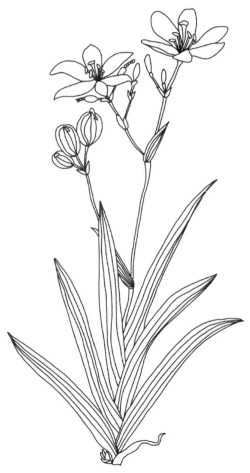

记忆：射干根茎肺苦寒，清热解毒能消痰；
　　　孕妇忌用或慎用，咽喉肿痛可利咽。

58 山豆根   shandougen

性味：苦，寒。有毒
归经：肺、胃
功效：清热解毒，消肿利咽，清肺胃火

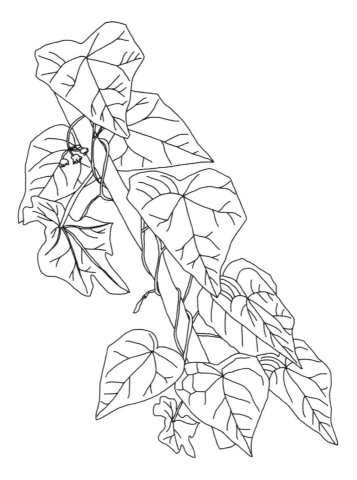

记忆：苦寒有毒山豆根，利咽消肿其根用；
　　　清热解毒肺胃经，肺胃实火效能清。

59 马勃　mabo

性味：辛，平

归经：肺

功效：清肺，解毒利咽，止血，
　　　敛疮，疏散风热

记忆：马勃辛平归肺经，功效解毒止血平；
　　　疏散风热清肺热，利咽开音敛疮行。

60 白头翁 baitouweng

性味：苦，寒

归经：胃、大肠

功效：清热解毒，凉血止痢，消肿

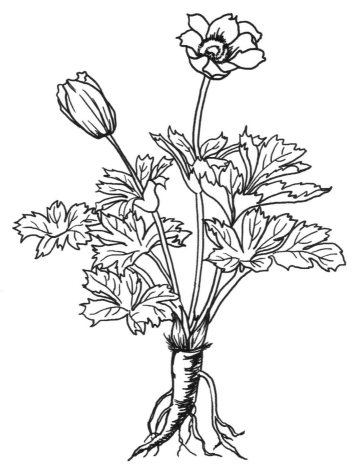

记忆：白头翁胃大肠经，苦寒性味能消肿；
　　　清热解毒干燥根，凉血止痢要药行。

61 马齿苋　machixian

性味：酸，寒

归经：肝、大肠

功效：清热解毒，凉血止血，止痢

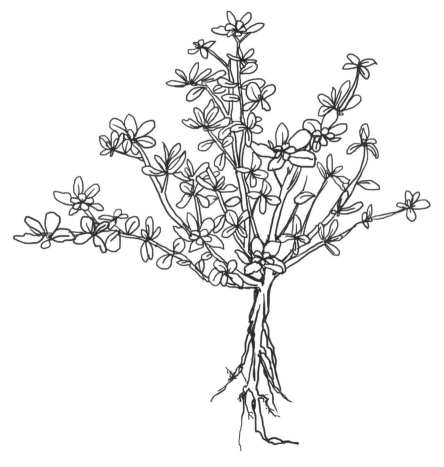

记忆：马齿苋肝大肠经，酸寒止痢止血灵，
　　　清热解毒同凉血，肠滑作泄忌服用。

62 鸦胆子　yadanzi

性味：苦，寒。有小毒

归经：大肠、肝

功效：清热解毒，止痢，截疟，腐蚀赘疣（外用），
　　　　清肝胆湿热，凉血

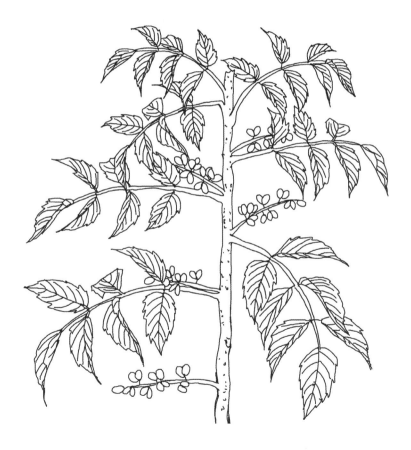

记忆：苦寒小毒鸦胆子，凉血止痢肝大肠；
　　　解毒杀虫兼截疟，腐蚀赘疣清热行。

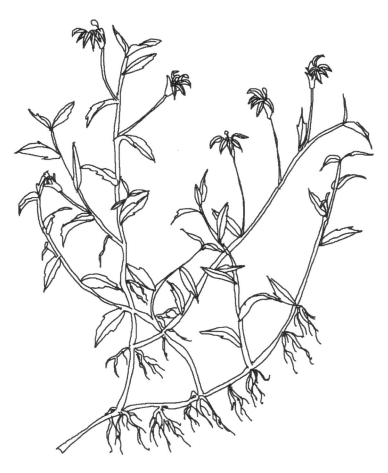

63 半边莲 banbianlian

性味：辛，平
归经：心、小肠、肺
功效：清热解毒，利尿消肿

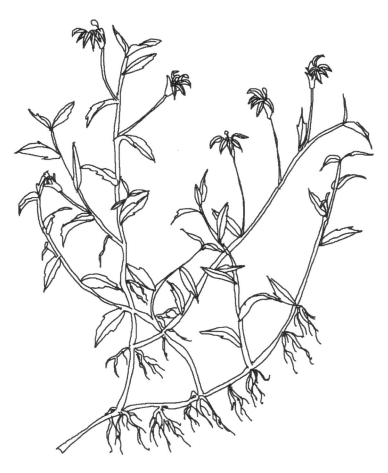

记忆：辛平小肠半边莲，利水消肿心肺牵；
　　　清热解毒全草用，虚证水肿要靠边。

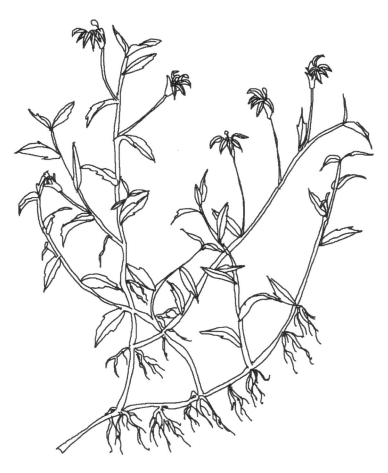

64 白花蛇舌草 baihuasheshecao

性味：微苦、甘，寒
归经：胃、大肠、小肠
功效：清热解毒，利湿通淋

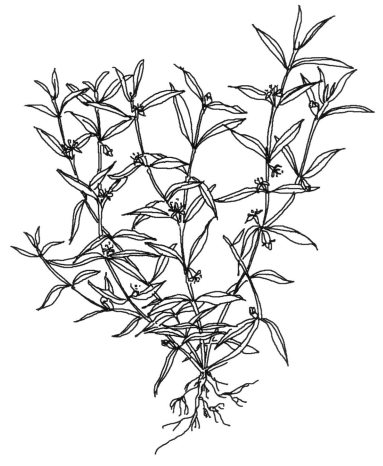

记忆：白花蛇草胃甘寒，大肠小肠微苦连；
　　　利湿通淋全草用，清热解毒效更专。

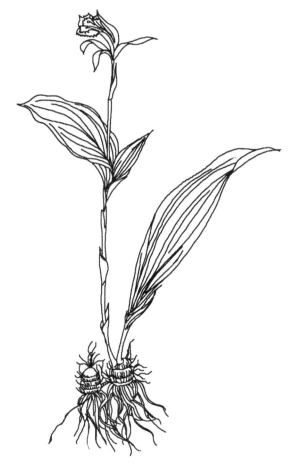

65 山慈菇　shancigu

性味：甘、微辛，凉
归经：肝、脾
功效：清热解毒，化痰散结

记忆：肝脾微辛山慈菇，甘凉鳞茎能解毒；
　　　消痈散结同化痰，正虚体弱思慎用。

66 熊胆粉 xiongdanfen

性味：苦，寒

归经：肝、胆、心

功效：清热解毒，息风止痉，清肝明目退翳，
消散痈肿

记忆：苦寒肝胆心熊胆，息风止痉兼清肝；
明目退翳散痈肿，清热解毒胆汁干。

第四节
清热凉血药

生地玄参与紫草，
（牡）丹皮赤芍水牛角。

67 生地黄　shengdihuang

性味：甘，寒

归经：心、肝、肾

功效：清热凉血，养阴生津，滋阴降火，止血

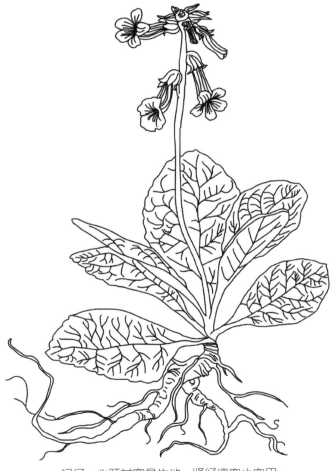

记忆：心肝甘寒是生地，肾经凉血止血用；
　　　养阴生津能清热，滋阴降火块根作。

68 玄参 xuanshen

性味：甘、苦、咸，微寒

归经：肺、胃、肾

功效：清热凉血，滋阴降火，解毒散结，
　　　泻火利咽

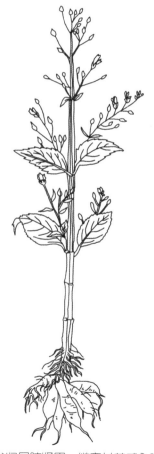

记忆：玄参归属肺肾胃，微寒甘苦咸入味；
　　　滋阴软坚能利咽，清热凉血解毒专。

69 牡丹皮 mudanpi

性味：苦、辛，微寒

归经：心、肝、肾

功效：清热凉血，活血祛瘀，止痛，退虚热，
消痈，止血（炒炭）

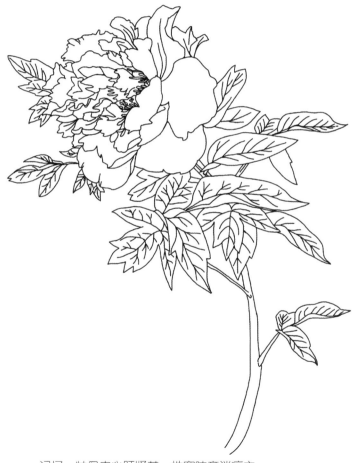

记忆：牡丹皮心肝肾苦，性寒味辛消痈主；
清热凉血及止血，活血祛瘀虚热除。

70 赤芍 chishao

性味：苦、微寒
归经：肝
功效：清热凉血，散瘀止痛，清泻肝火

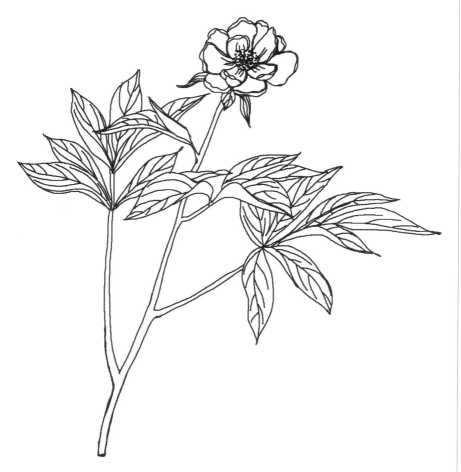

记忆：赤芍归经为肝经，味苦微寒肝火清；
　　　功效基本同牡丹，血寒经闭不宜用。

71 紫草 zicao

性味：甘、咸，寒

归经：心，肝

功效：清热凉血，活血解毒，透疹消斑

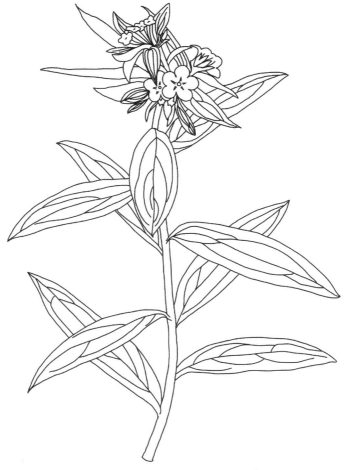

记忆：紫草心肝寒甘咸，干燥根用活血专；
　　　清热解毒消肿用，透疹消斑记心间。

72 水牛角　shuiniujiao

性味：苦，寒

归经：心、肝

功效：清热凉血，解毒，定惊

记忆：苦寒心肝水牛角，解毒定惊凉血效。

第五节
清虚热药

清里虚热药，
地骨皮青蒿，
白薇银柴胡，
胡黄连清燥。

73 青蒿 qinghao

性味：苦、辛，寒
归经：肝、胆
功效：清虚热，除骨蒸，解暑热，截疟，
　　　退黄，清肝胆热，凉血

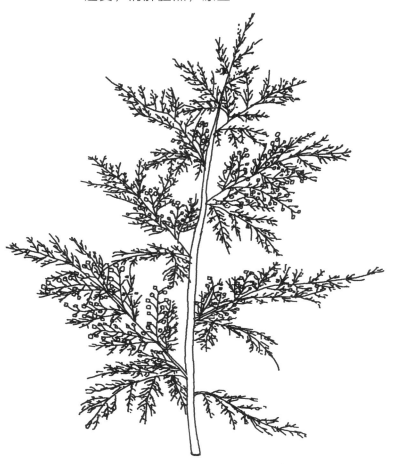

记忆：青蒿肝胆辛苦寒，凉血除蒸解暑专；
　　　清透虚热同截疟，肝胆实热皆能清。

74 白薇 baiwei

性味：苦、咸，寒

归经：胃、肝、肾

功效：清热凉血，利尿通淋，解毒疗疮，
　　　清虚热，益阴除热，消肿散结

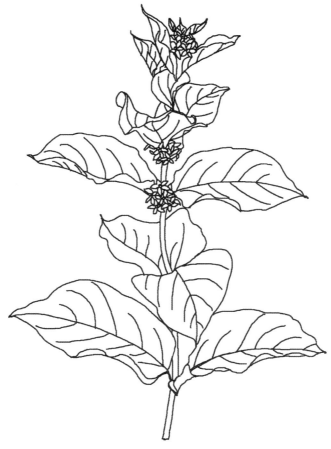

记忆：白薇肝胃归肾经，性寒味苦咸根茎；
　　　利尿通淋清虚热，凉血解毒疗疮痈。

75 地骨皮　digupi

性味：甘，寒

归经：肺、肝、肾

功效：凉血除蒸，清肺降火，生津止渴，
　　　止血

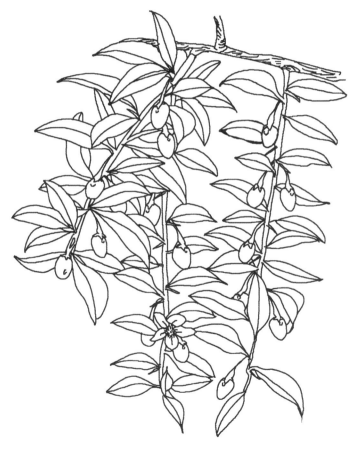

记忆：肺肝肾经地骨皮，甘寒凉血能除蒸；
　　　清肺降火同止渴，生津止血根皮用。

76 银柴胡 yinchaihu

性味：甘，微寒

归经：肝、胃

功效：清虚热，除疳热，除蒸

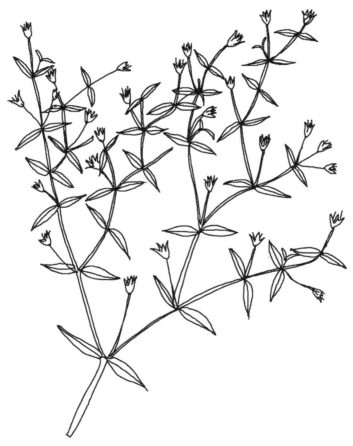

记忆：微寒甘味银柴胡，归经肝胃疳热除；
　　　功专除蒸退虚热，药用部位同柴胡。

77 胡黄连　huhuanglian

性味：苦，寒

归经：肝、胃、大肠

功效：退虚热，除疳热，清湿热

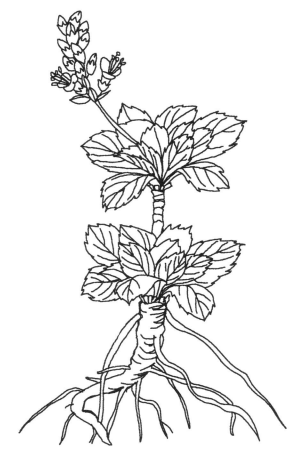

记忆：肝胃苦寒胡黄连，大肠归经根茎干；
　　　湿热能清除疳热，再加虚热退效专。

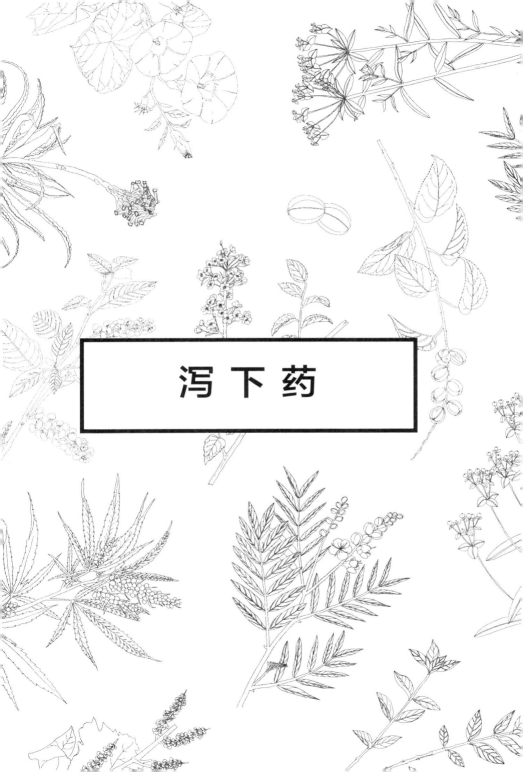

泻 下 药

3

第一节
攻下药

攻下药大黄，
　　（番）泻叶芦荟芒（硝）。

78 大黄　dahuang

性味：苦，寒

归经：脾、胃、大肠、肝、心包

功效：泻下攻积，清热泻火，凉血解毒，
　　　　止血，逐瘀通经，利湿退黄

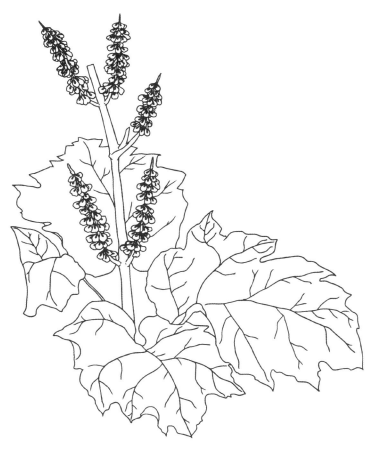

记忆：大黄苦寒脾胃肠，肝心包经将军状；
　　　　泻下攻积兼清火，凉血通经逐瘀强。

06

79 芒硝 mangxiao

性味：咸、苦，寒

归经：胃、大肠

功效：泻下通便，润燥软坚，清火消肿

记忆：芒硝性味咸苦寒，胃肠冲服不用煎；
　　　泻下通便矿物药，润燥软坚热肿消。

80 番泻叶 fanxieye

性味：甘、苦，寒
归经：大肠
功效：泻热行滞，通便，利水

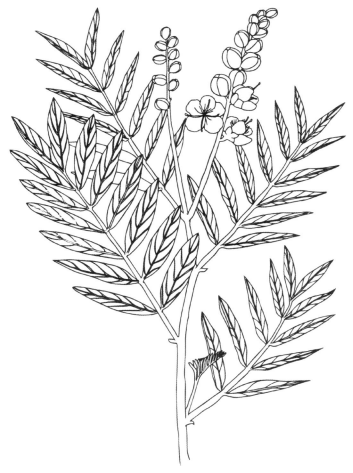

记忆：性甘苦寒番泻叶，泻下行水大肠经；
　　　热结便秘需后下，腹水肿胀力能轻。

81 芦荟　luhui

性味：苦，寒

归经：肝、胃、大肠

功效：泻下通便，清肝泻火，杀虫疗疳

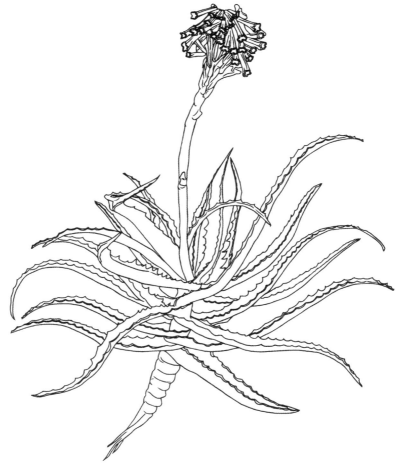

记忆：芦荟性味苦与寒，归于胃肠经与肝；
　　　泻下清肝能杀虫，用量宜少入丸散。

第二节
润下药

润下之药三仁，
火麻（仁）郁李（仁）松子（仁）。

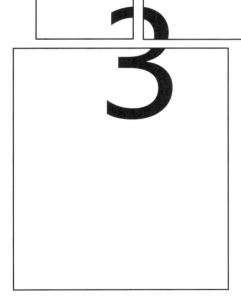

82 火麻仁 huomaren

性味：甘，平

归经：脾、胃、大肠

功效：润肠通便

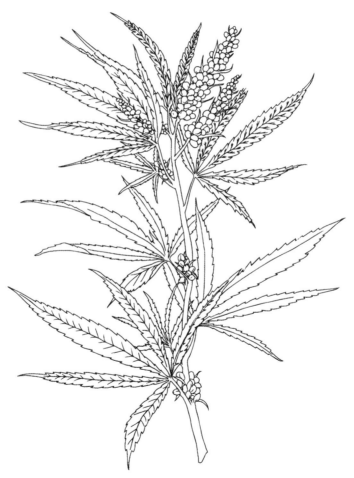

记忆：性味甘平火麻仁，归经脾肠还有胃；
　　　成熟果实打碎煎，润肠通便便秘先。

83 郁李仁 yuliren

性味：辛、苦、甘，平
归经：脾、大肠、小肠
功效：润肠通便，下气利水

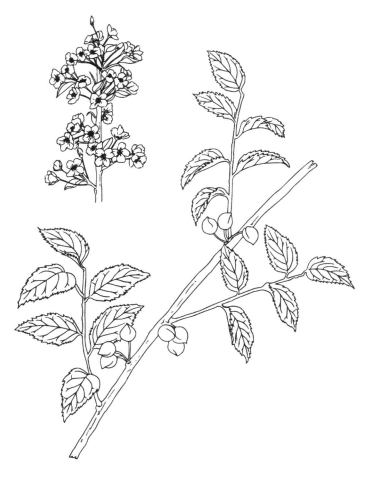

记忆：郁李辛苦性甘平，归于脾和两肠经；
　　　润肠通便打碎入，利水消肿脚气轻。

第三节
峻下逐水药

甘遂（京）大戟与芫花，
商陆牵牛（子）千金（子）巴（豆）。

3

84 甘遂 gansui

性味：苦，寒。有毒
归经：肺、肾、大肠
功效：泻水逐饮，消肿散结

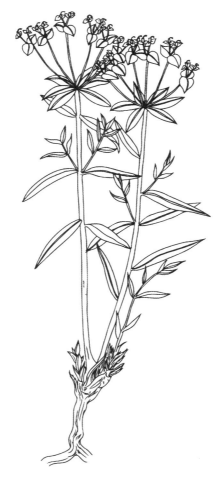

记忆：甘遂性味苦寒毒，归于肺肾大肠经；
　　　泻水逐饮神农记，消肿散结功效奇。

85 京大戟　jingdaji

性味：苦，寒。有毒
归经：肺、脾、肾
功效：泻水逐饮，消肿散结

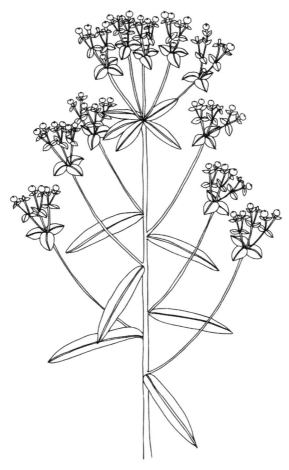

记忆：性苦寒毒京大戟，归于脾肾经与肺；
　　　根部入药水肿臌，泻水逐饮散结主。

86 芫花 yuanhua

性味：苦、辛，温。有毒
归经：肺、脾、肾
功效：泻水逐饮，祛痰止咳；外用杀虫疗疮

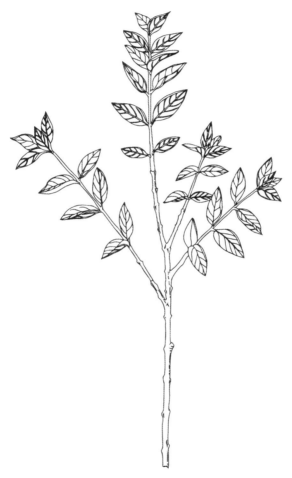

记忆：芫花性苦辛温毒，肺脾肾经为其入；
　　　泻水逐饮祛痰湿，杀虫疗疮白秃补。

87 商陆 shanglu

性味：苦，寒。有毒
归经：肺、脾、肾、大肠
功效：逐水消肿，通利二便；外用解毒散结

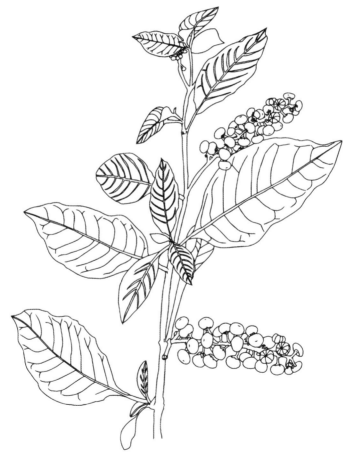

记忆：商路性味苦寒毒，根部入药神农著；
　　　归于肺脾肾肠经，消肿散结水饮逐。

88 牵牛子　qianniuzi

性味：苦，寒。有毒
归经：肺、肾、大肠
功效：泻水通便，消痰涤饮，杀虫攻积

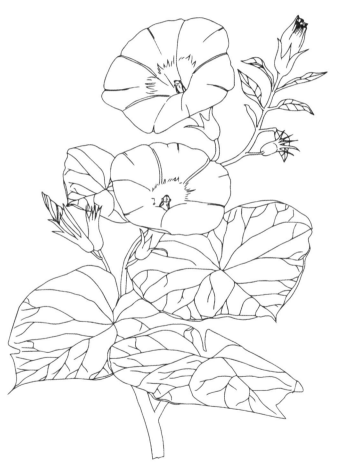

记忆：牵牛子性苦寒毒，种子入药肺肠肾；
　　　水肿臌胀痰饮喘，泻下去积杀虫专。

89 巴豆霜　badoushuang

性味：辛，热；有大毒
归经：胃、大肠
功效：峻下冷积，逐水退肿，豁痰利咽；
　　　外用蚀疮

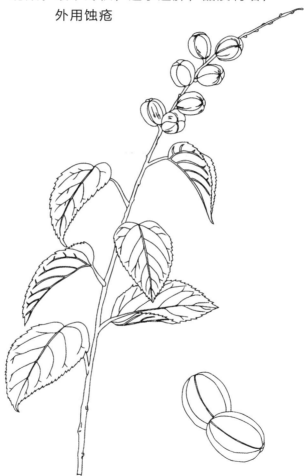

记忆：巴豆性味辛热毒，归经胃肠逐水通；
　　　峻下冷积消肿好，祛痰利咽蚀疮妙。

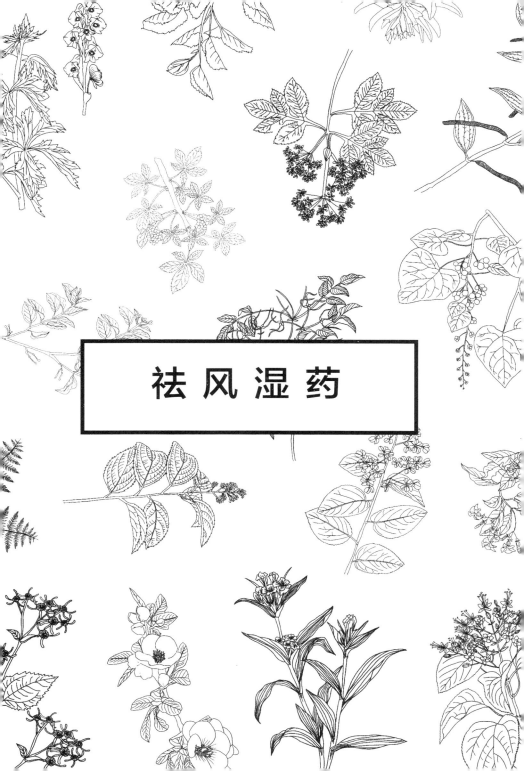

祛风湿药

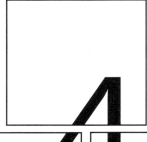

第一节
祛风寒湿药

独活川乌蚕沙松（节），

寻骨风与路路通，

丁公（藤）威灵（仙）海风藤，

木瓜乌梢（蛇）蕲（蛇）青风

（藤），

雪上（一枝蒿）伸筋草昆明（山

海棠）。

90 独活 duhuo

性味：辛、苦，微温
归经：肾、膀胱
功效：祛风除湿，通痹止痛，解表

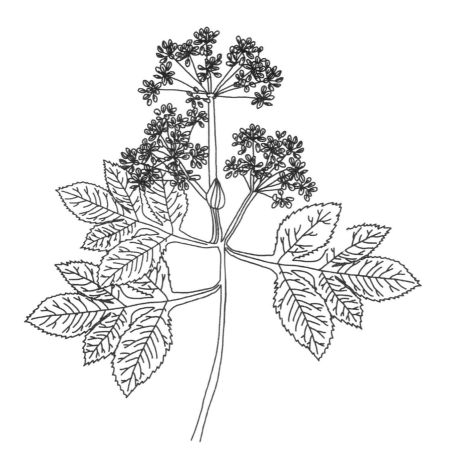

记忆：独活性味辛苦温，神农本草膀胱肾；
　　　祛风止痛寒湿痹，少阴头痛解表功。

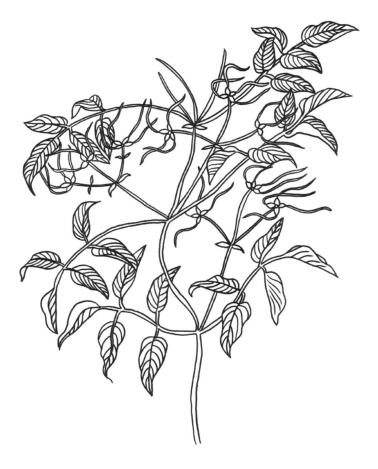

91 威灵仙 weilingxian

性味：辛、咸，温

归经：膀胱

功效：祛风湿，通经络，止痛，消骨鲠

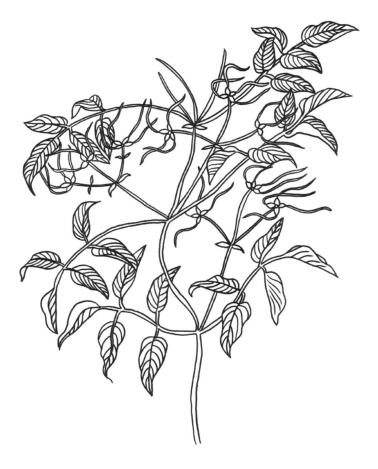

记忆：威灵仙性辛温咸，风湿痹证骨鲠咽；
　　　归于膀胱风湿祛，通络止痛服用痊。

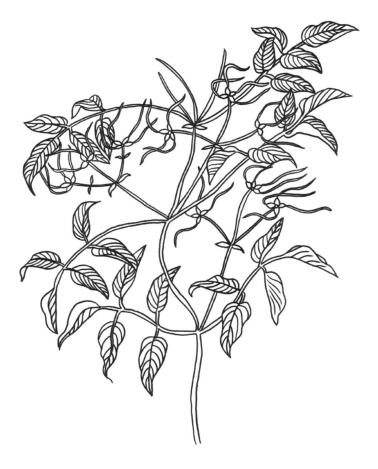

106

92 川乌 chuanwu

性味：辛、苦，热。有大毒
归经：心、肝、肾、脾
功效：祛风除湿，温经止痛

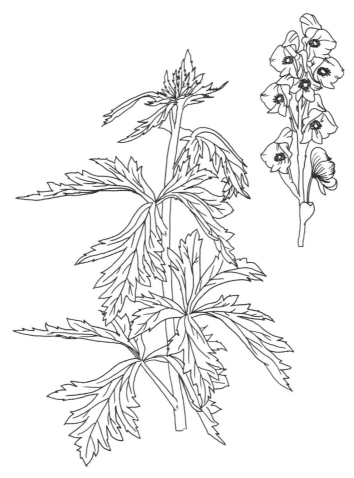

记忆：川乌辛苦热大毒，归于心肾脾肝经；
　　　神农本草先久煎，祛风温经止痛选。

93 草乌　caowu

性味：辛、苦，热。有大毒
归经：心、肝、肾、脾
功效：祛风除湿，温经止痛

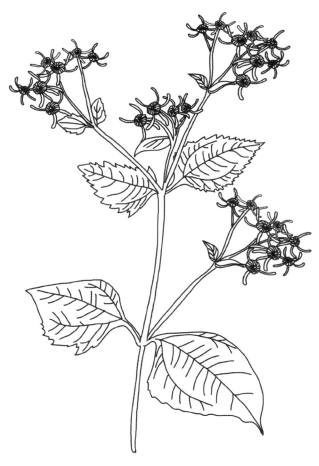

记忆：草乌辛苦热大毒，归于心肾脾肝经；
　　　神农本草先久煎，祛风温经止痛选。

94 蕲蛇　qishe

性味：甘、咸，温。有毒
归经：肝
功效：祛风，通络，止痉

记忆：蕲蛇甘咸温有毒，中风不遂幼惊风；
　　　祛风通络止痉效，风湿顽痹总能消。

95 乌梢蛇　wushaoshe

性味：甘，平
归经：肝
功效：祛风，通络，止痉

记忆：乌梢蛇性甘平肝，归于肝经蕲蛇看；
　　　祛风通络止痉效，风湿顽痹总能消。

96 木瓜 mugua

性味：酸，温

归经：肝、脾

功效：舒筋活络，和胃化湿

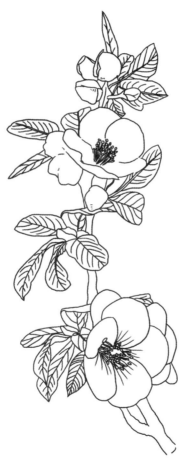

记忆：木瓜酸温肝脾经，舒筋活络风湿行；
脚气水肿吐转筋，和胃化湿功效寻。

97 海风藤 haifengteng

性味：辛、苦，微温
归经：肝
功效：祛风湿，通经络，止痹痛

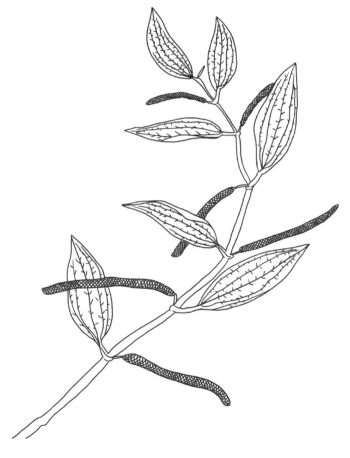

记忆：辛苦微温海风藤，祛风除湿通络痛；
　　　风寒湿痹关节肿，跌打损伤疼痛轻。

98 昆明山海棠　kunmingshanhaitang

性味：苦、辛，微温。有大毒
归经：肝、脾、肾
功效：祛风除湿，活血止痛，续筋接骨

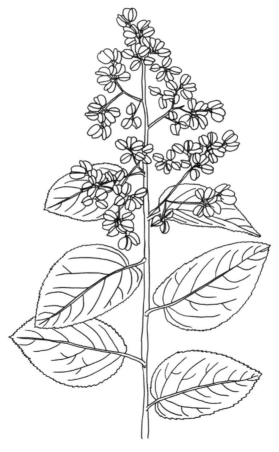

记忆：昆明海棠肝脾肾，辛苦微温有大毒；
　　　祛除风湿先煎益，止痛续筋接骨中。

第二节
祛风湿热药

秦艽桑枝丝瓜络，
防己（老）鹳草穿山龙，
络石（藤）雷公（藤）
与海桐（皮），
豨莶草与臭梧桐。

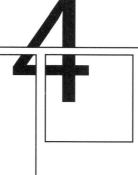

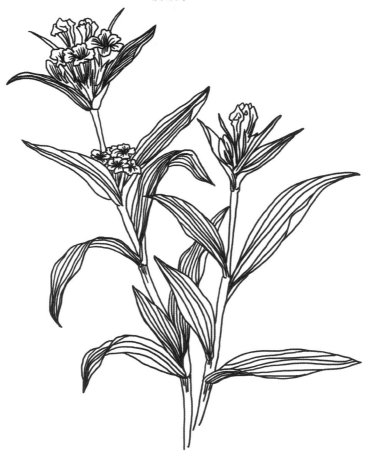

99 秦艽 qinjiao

性味：辛、苦，平

归经：胃、肝、胆

功效：祛风湿，清湿热，舒筋络，
　　　止痹痛，退虚热

记忆：秦艽性味辛苦平，归于肝胃和胆经；
　　　祛除风湿通络痛，虚热湿热一起清。

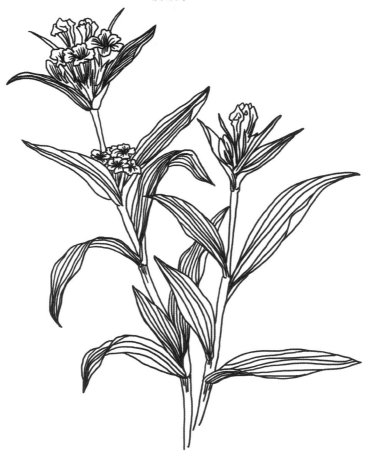

100 防己　fangji

性味：苦，寒
归经：膀胱、肺
功效：祛风湿，止痛，利水消肿

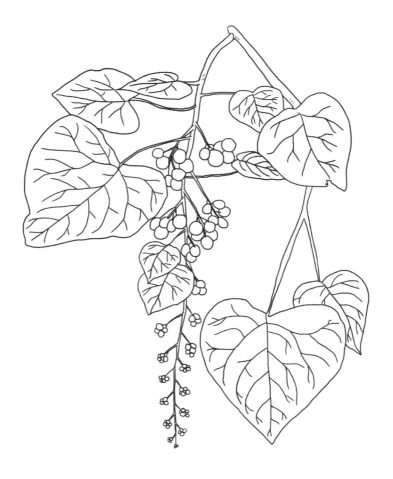

记忆：防己性味是苦寒，归经肺和膀胱传；
　　　祛除风湿能止痛，利水消肿本经撰。

101 桑枝 sangzhi

性味：微苦，平
归经：肝
功效：祛风湿，利关节

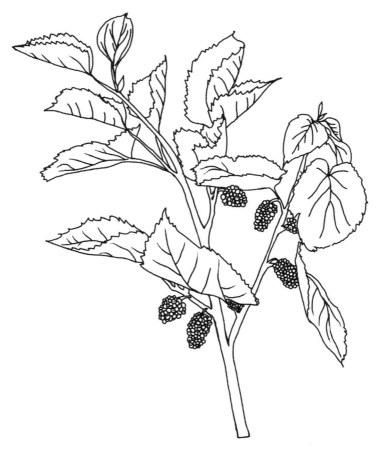

记忆：桑枝性味微苦平，祛风止痒通经络；
　　　归于肝经关节利，风湿热痹效更佳。

102 豨莶草 xixiancao

性味：辛、苦，寒
归经：肝、肾
功效：祛风湿，利关节，解毒

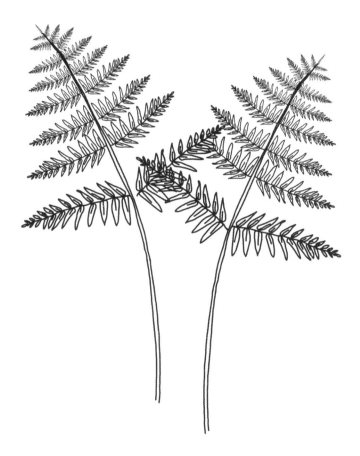

记忆：豨莶草性辛苦寒，归经肝肾疗效堪；
　　　祛除风湿疮痈治，解毒降压利关节。

103 臭梧桐　chouwutong

性味：辛、苦、甘，凉

归经：肝

功效：祛风湿，通经络，平肝

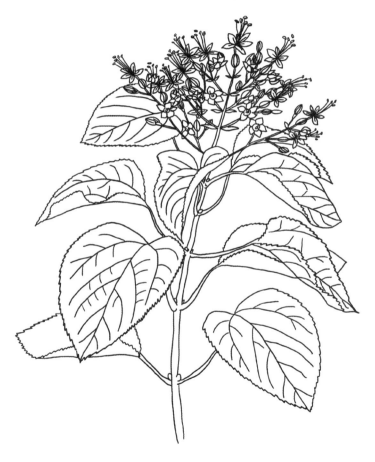

记忆：臭梧桐苦辛甘凉，干燥嫩枝归肝经；
　　　祛除风湿通经络，风疹湿疮平肝阳。

104 海桐皮　haitongpi

性味：苦、辛，平
归经：肝
功效：祛风湿，通络止痛，杀虫止痒

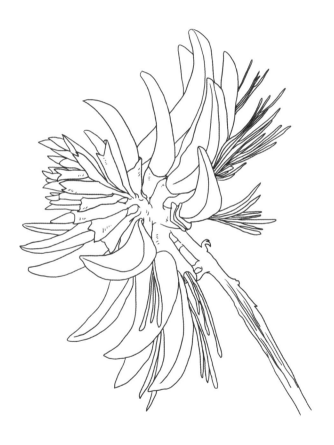

记忆：海桐皮性辛苦平，入于血分归肝经；
　　　杀虫止痒疗顽癣，祛除风湿通络痛。

105 络石藤　luoshiteng

性味：苦，微寒

归经：心、肝、肾

功效：祛风通络，凉血消肿

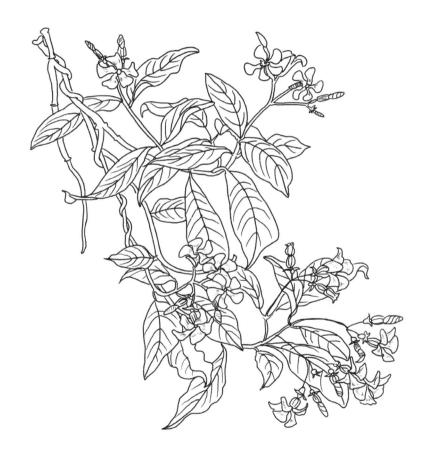

记忆：络石藤性苦微寒，归经心肾还有肝；

本草经用通经络，祛风凉血还消肿。

106 雷公藤　leigongteng

性味：苦、辛，寒。有大毒
归经：肝、肾
功效：祛风除湿，活血通络，消肿止痛，
　　　杀虫解毒

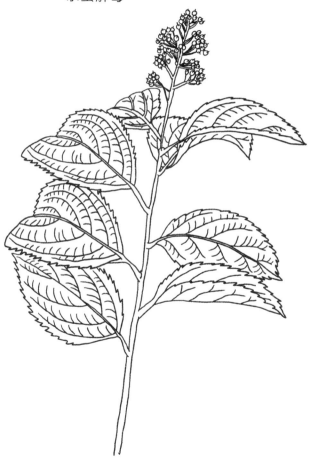

记忆：雷公藤毒辛苦寒，归于肝肾要久煎；
　　　祛除风湿活血络，消肿止痛杀虫癣。

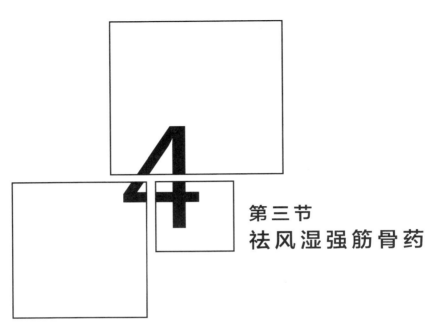

4

第三节
祛风湿强筋骨药

五加皮与桑寄生，
鹿衔草与石楠叶，
狗脊千年健雪莲（花）。

107 五加皮　wujiapi

性味：辛、苦，温
归经：肝、肾
功效：祛风除湿，补益肝肾，强筋壮骨，利水消肿

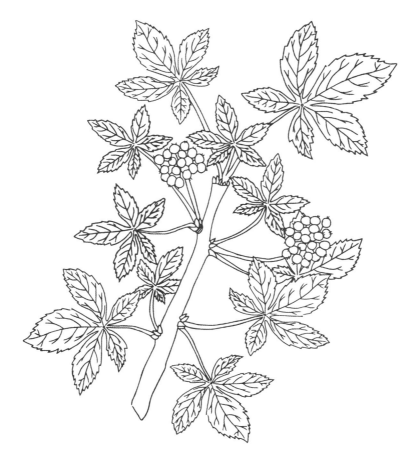

记忆：五加皮性辛苦温，归经肝肾药里寻；
　　　祛除风湿强筋骨，肝肾补虚利水珍。

108 桑寄生　sangjisheng

性味：苦、甘，平

归经：肝、肾

功效：祛风湿，补肝肾，强筋骨，安胎元

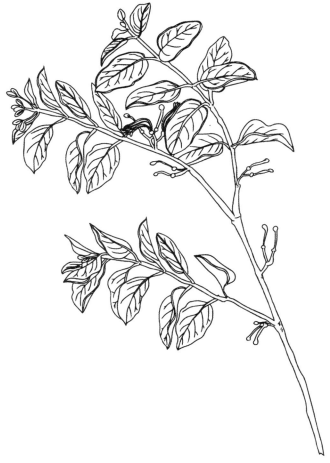

记忆：桑寄性味苦甘平，带叶茎枝肝肾行；
　　　祛风除湿补肝肾，强骨安胎力最功。

109 狗脊 gouji

性味：苦、甘，温
归经：肝、肾
功效：祛风湿，补肝肾，强腰膝，
　　　温补固摄，止血（绒毛）

记忆：狗脊性味甘苦温，本草根茎行肝肾；
　　　祛除风湿腰膝软，补肾强筋力最珍。

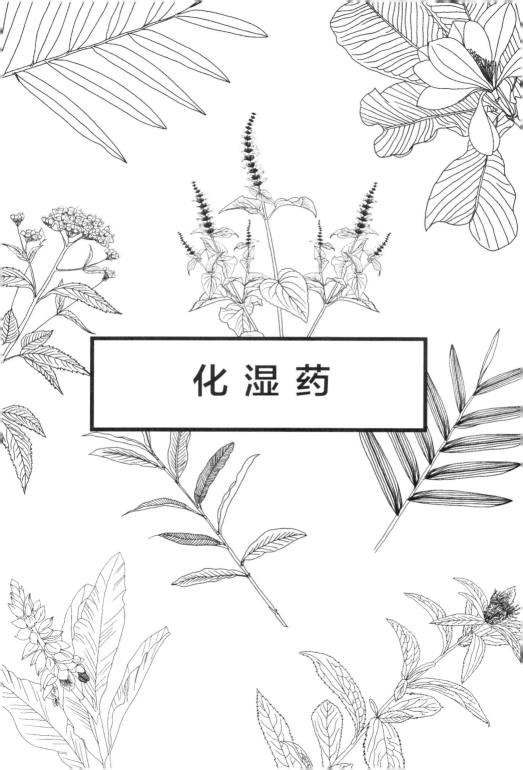

化 湿 药

化湿药

（广）藿香佩兰苍术厚（朴），
砂仁草果白（豆蔻）草（豆）蔻。

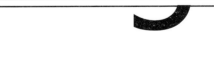

110 广藿香 guanghuoxiang

性味：辛，微温
归经：脾、胃、肺
功效：芳香化湿，和中止呕，发表解暑

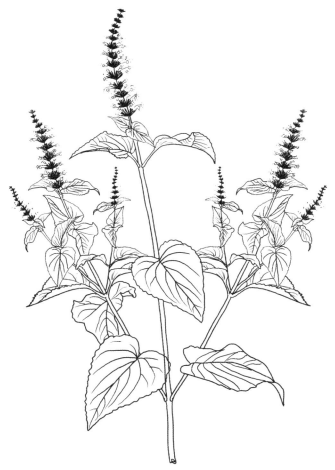

记忆：藿香性味辛微温，暑湿呕吐中暑寻；
归于脾胃肺解表，止呕解暑化湿对。

111 佩兰 peilan

性味：辛，平

归经：脾、胃、肺

功效：芳香化湿，醒脾开胃，发表解暑，
去陈腐

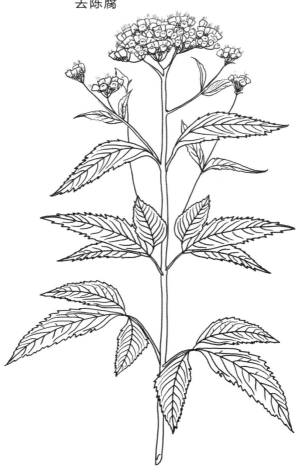

记忆：佩兰性味辛与平，脾胃肺经去陈腐；
神农本草地上药，化湿解暑湿温用。

112 苍术　cangzhu

性味：辛，苦，温
归经：脾、胃、肝
功效：燥湿健脾，祛风散寒，明目

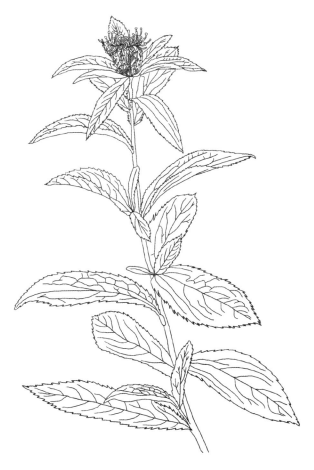

记忆：苍术性味辛苦温，明目归经肝脾胃；
　　　风寒夹湿风湿痹，燥湿健脾祛风寻。

113 厚朴 houpo

性味：苦、辛，温

归经：脾、胃、肺、大肠

功效：燥湿，行气，消积，消痰平喘，
　　　宽中除满，消积导滞，下气

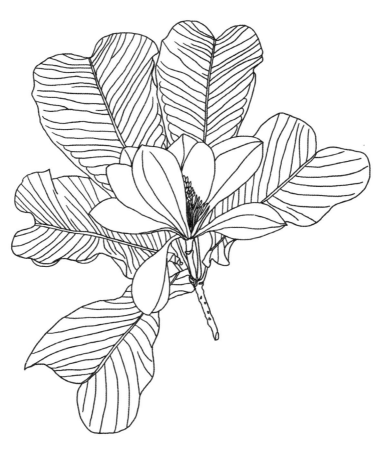

记忆：厚朴性味辛苦温，归于脾胃肺肠经；
　　　燥湿消痰能导滞，下气除满腹胀痊。

114 砂仁 sharen

性味：辛，温
归经：脾、胃、肾
功效：化湿开胃，温中止泻，理气安胎

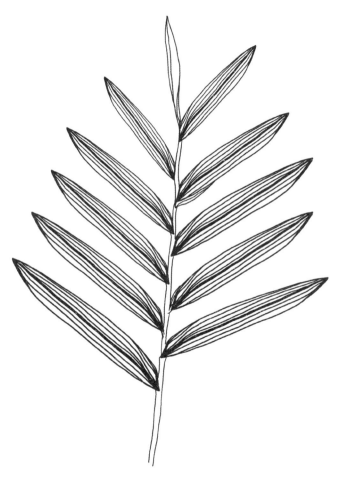

记忆：砂仁果实性辛温，脾胃虚寒吐泻寻；
　　　归于脾胃和肾经，化湿温中安胎宜。

115 豆蔻 doukou

性味：辛，温
归经：肺、脾、胃
功效：化湿行气，温中止呕，开胃消食

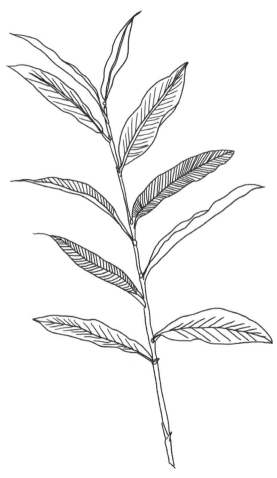

记忆：豆蔻性味辛与温，归于肺经和脾胃；
　　　开胃消食需后下，化湿行气温中运。

116 草豆蔻 caodoukou

性味：辛，温

归经：脾、胃

功效：燥湿行气，温中止呕

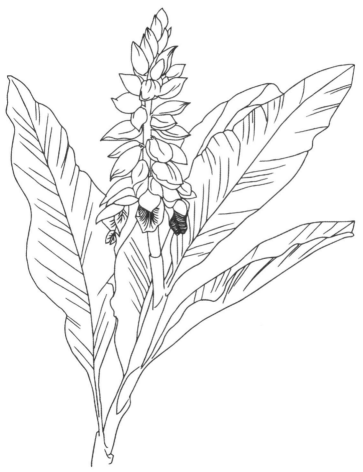

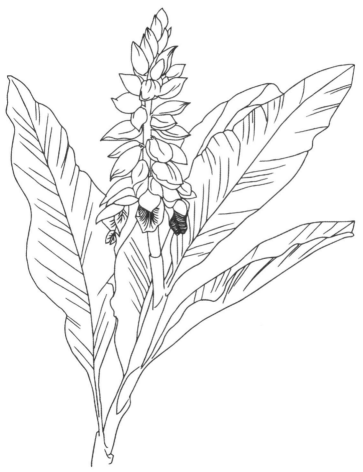

记忆：草豆蔻性辛与温，种子入药不可混；
　　　归于脾胃经后下，燥湿行气温中运。

117 草果　caoguo

性味：辛，温
归经：脾、胃
功效：燥湿温中，截疟除痰

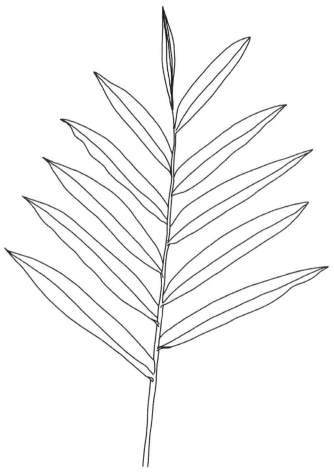

记忆：草果性味辛与温，寒湿中阻疟疾寻；
　　　脘腹冷痛呕吐泻，燥湿温中除痰疟。

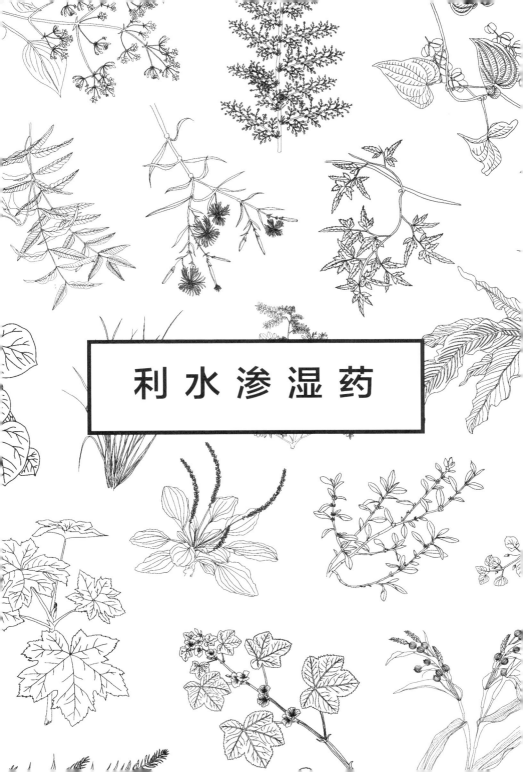

利 水 渗 湿 药

第一节
利水消肿药

茯苓猪苓冬瓜皮，
泽泻泽漆玉米须，
薏苡仁与枳椇子，
蝼蛄葫芦香加皮。

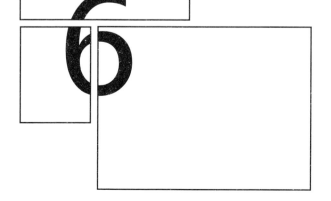

118 茯苓　fuling

性味：甘、淡，平

归经：心、肺、脾、肾

功效：利水渗湿，健脾，
　　　　宁心安神，止泻

记忆：茯苓性味甘淡平，归于心肺脾肾经；
　　　利水消肿渗湿用，健脾宁心最有功。

119 薏苡仁 yiyiren

性味：甘、淡，凉

归经：脾、胃、肺

功效：利水渗湿，健脾止泻，除痹，排脓，
　　　解毒散结

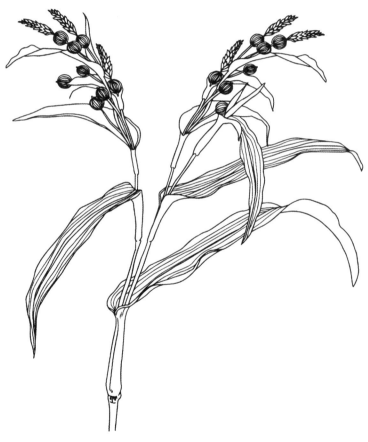

记忆：性甘淡凉薏苡仁，归于脾胃和肺经；
　　　利水解毒渗湿用，健脾除痹清排脓。

120 猪苓　zhuling

性味：甘、淡，平
归经：肾、膀胱
功效：利水渗湿

记忆：猪苓性味甘淡平，归于肾和膀胱经；
　　　菌核入药需牢记，利水消肿渗湿宁。

121 泽泻 zexie

性味：甘、淡，寒

归经：肾、膀胱

功效：利水渗湿，泄热（清膀胱湿热，
泻肾经虚火），化浊降脂

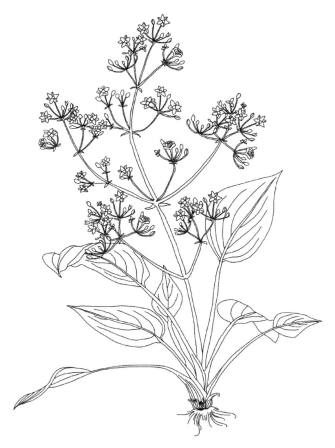

记忆：泽泻性味甘淡寒，块茎本草经中刊；
利水消肿膀胱肾，渗湿泻热遗精珍。

122 香加皮 xiangjiapi

性味：辛、苦，温。有毒
归经：肝、肾、心
功效：利水消肿，祛风湿，强筋骨

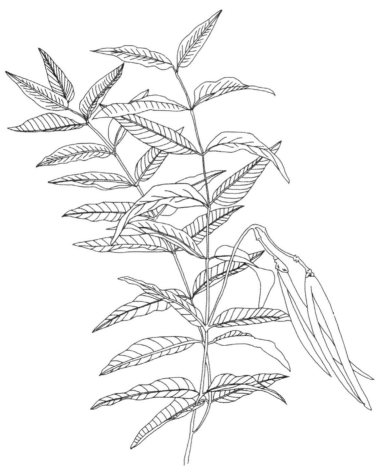

记忆：香加皮辛苦温毒，祛除风湿心肝肾；
　　　利水消肿小便利，风湿顽痹强筋骨。

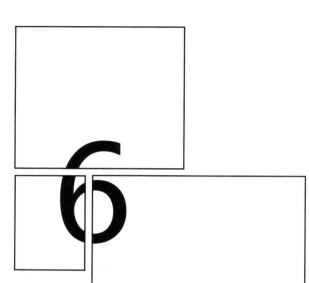

第二节
利尿通淋药

滑石（关）木通车前子，
瞿麦萹蓄地肤子，
通草石韦海金沙，
萆薢灯心（草）冬葵子。

123 车前子 cheqianzi

性味：甘，寒

归经：肝、肾、肺、小肠

功效：清热利尿通淋，渗湿止泻，明目，
祛痰，利水消肿

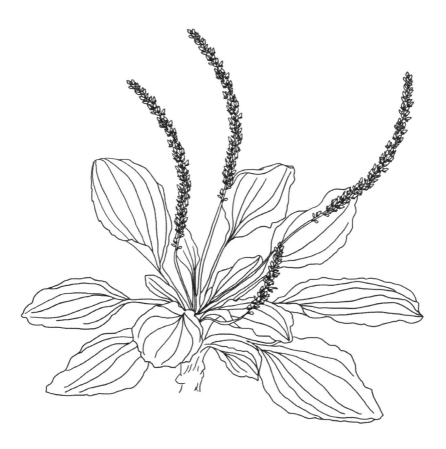

记忆：车前子性甘味寒，归于小肠肺肾肝；
利尿通淋渗湿泻，明目祛痰宜包煎。

124 滑石　huashi

性味： 甘、淡，寒

归经： 膀胱、肺、胃

功效： 利尿通淋，清热解暑；
　　　　外用祛湿敛疮

记忆：滑石性味甘淡寒，归经膀胱肺胃宣；
　　　石淋热淋尿涩痛，清热解暑疮疡敛。

125 木通 mutong

性味：苦，寒。

归经：心、小肠、膀胱

功效：利尿通淋，清心除烦，通经下乳，
　　　利血脉，通关节

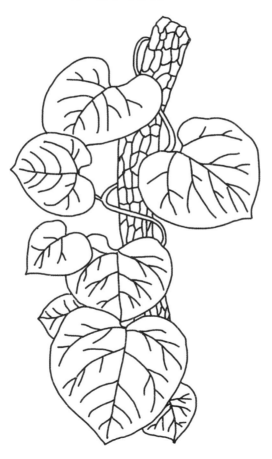

记忆：木通性味苦寒专，归于心肠和膀胱；
　　　利尿通淋清心火，通经下乳清湿热。

126 通草　tongcao

性味：甘、淡，微寒
归经：肺、胃
功效：清热利尿，通气下乳，清肺热，通淋

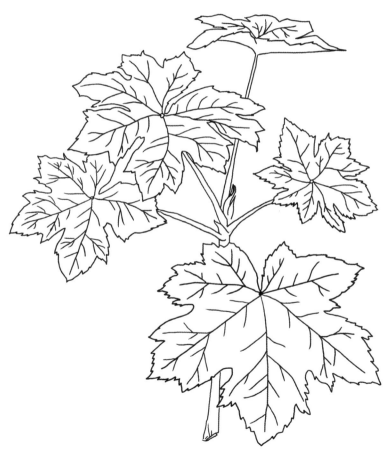

记忆：通草性味甘淡寒，茎髓入药肺胃专；
　　　淋证水肿肺热下，利尿通淋下乳痊。

127 瞿麦 qumai

性味：苦，寒
归经：心、小肠
功效：利尿通淋，活血通经，清心火

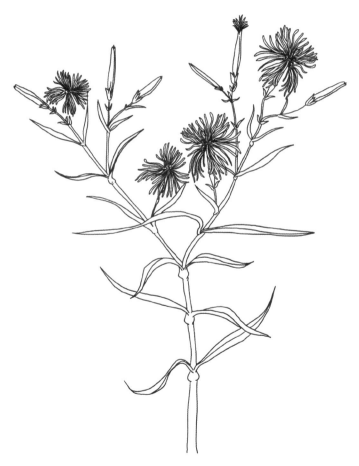

记忆：瞿麦性味苦与寒，小肠心经心火清；
　　　淋证闭经经不调，通淋破血利尿通。

128 萹蓄 bianxu

性味：苦，微寒
归经：膀胱
功效：利尿通淋，杀虫，止痒

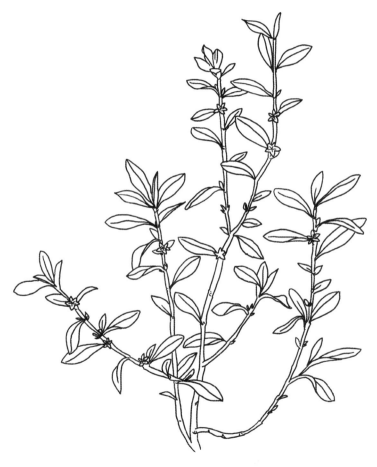

记忆：萹蓄性味苦微寒，神农本草药效专；
　　　利尿通淋膀胱入，虫证湿疹阴痒痊。

129 地肤子　difuzi

性味：辛、苦，寒
归经：肾、膀胱
功效：清热利湿，祛风止痒，利尿通淋

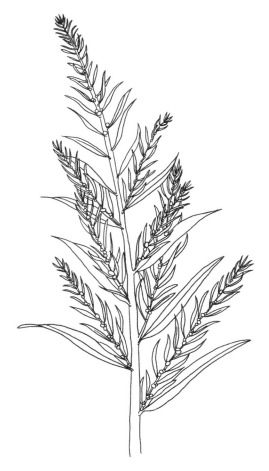

记忆：地肤子性辛苦寒，成熟果实肾膀胱；
　　　淋证阴痒带下疹，通淋清热止痒宣。

130 海金沙　haijinsha

性味：甘、咸，寒
归经：膀胱、小肠
功效：清热利湿，通淋止痛

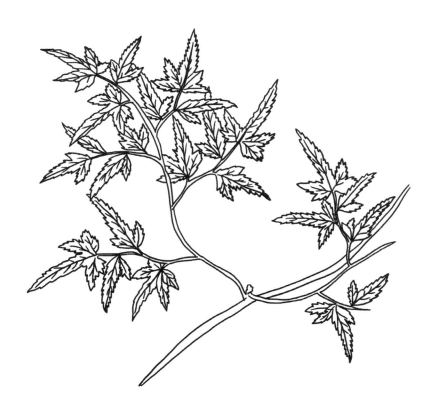

记忆：海金沙性甘咸寒，归于膀胱小肠经；
　　　淋证包煎不要忘，通淋止痛疗效彰。

131 石韦 shiwei

性味：甘、苦，微寒
归经：肺、膀胱
功效：利尿通淋，清肺止咳，凉血止血

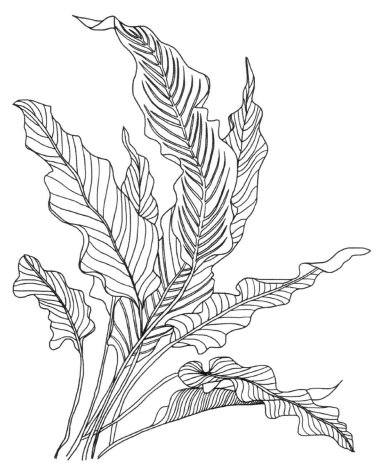

记忆：石韦性味甘苦寒，神农本草肺膀胱；
　　　利尿通淋叶入药，清肺止咳止血安。

132 冬葵子 dongkuizi

性味：甘、涩，凉
归经：大肠、小肠、膀胱
功效：清热利尿，下乳，润肠，通淋

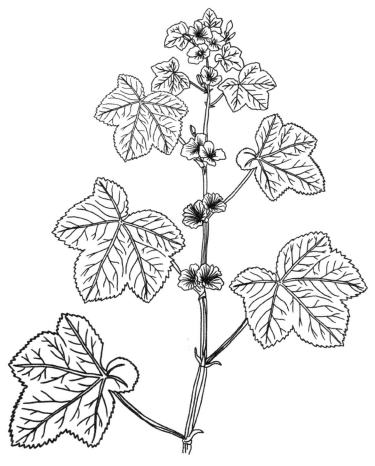

记忆：冬葵子性甘涩凉，归经膀胱大小肠；
清热通淋种子药，利尿下乳兼润肠。

133 灯心草 dengxincao

性味：甘、淡，微寒
归经：心、肺、小肠
功效：利小便，清心火，通淋

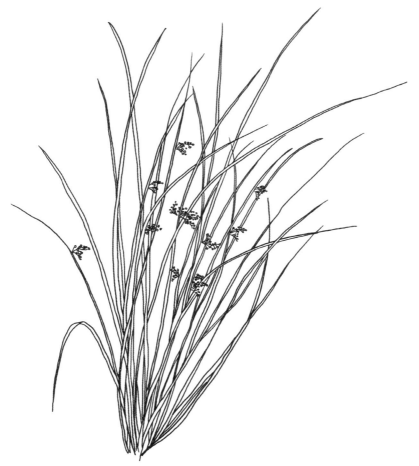

记忆：灯心草性甘淡寒，归经心肺小肠宣；
　　　茎髓入药尿通淋，清心降火治失眠。

134 萆薢 bixie

性味：苦，平
归经：肾、胃
功效：利湿去浊，祛风除痹，通络止痛

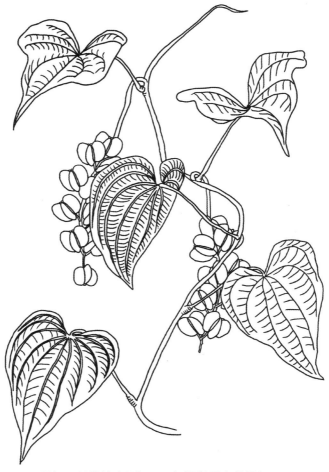

记忆：萆薢性味苦与平，归经肾胃本草经；
膏淋白浊风湿痹，利湿去浊除顽痛。

茵陈金钱草虎杖，
地耳（草）垂盆（草）珍珠（草）（鸡）骨（草）。

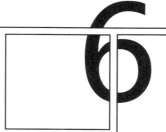

第三节
利湿退黄药

135 茵陈 yinchen

性味：苦、辛，微寒

归经：脾、胃、肝、胆

功效：清利湿热，利胆退黄，清热解毒疗疮

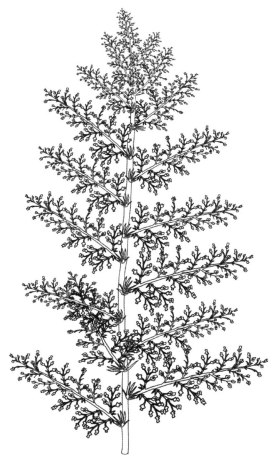

记忆：茵陈性味辛苦寒，肝胆脾胃为归经；
　　　利胆退黄本草经，解毒疗疮治瘙痒。

136 金钱草　jinqiancao

性味：甘、淡、咸，微寒

归经：肝、胆、肾、膀胱

功效：利湿退黄，利尿通淋，解毒消肿
　　　（消结石）

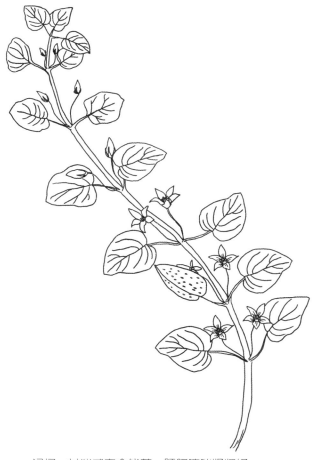

记忆：甘淡咸寒金钱草，肝胆膀胱肾归经；
　　　利胆退黄全草用，解毒消肿利尿行。

137 虎杖 huzhang

性味：苦，微寒
归经：肝、胆、肺
功效：利湿退黄，清热解毒，散瘀止痛，
化痰止咳，泻热通便

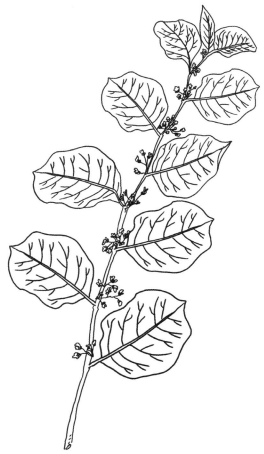

记忆：虎杖性味苦微寒，归经肝胆肺用专；
利胆退黄清热毒，散瘀止痛可化痰。

138 珍珠草　zhenzhucao

性味：甘、苦，凉
归经：肝、肺
功效：利湿退黄，清热解毒，明目，
　　　消积，清肝，健脾

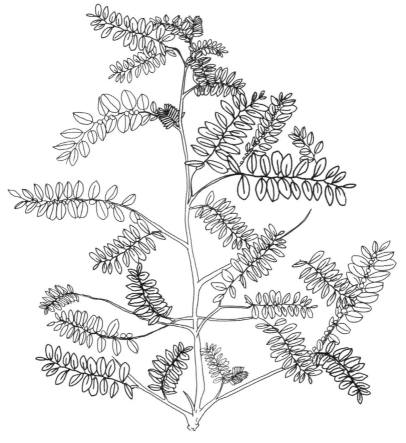

记忆：性甘苦凉珍珠草，归于肺肝利胆黄；
　　　清热解毒疮疡去，明目去积黄疸消。

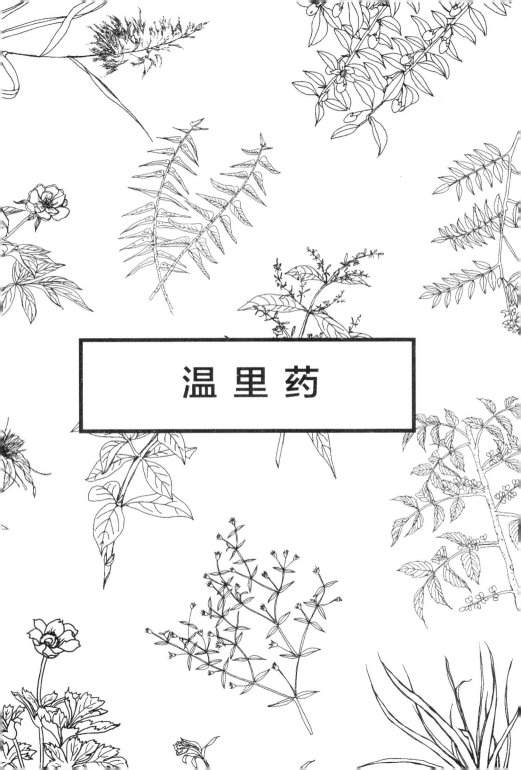

温 里 药

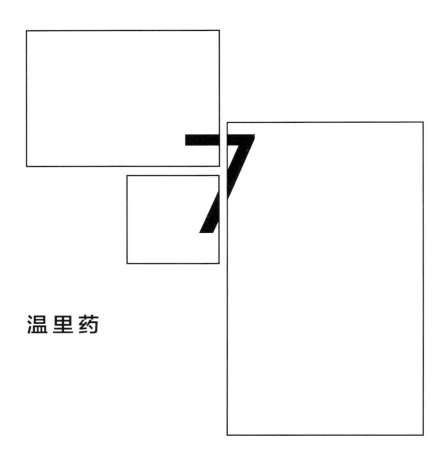

7

温里药

附子肉桂小茴香，
花椒胡椒高良姜，
山奈荜茇荜苃澄茄，
吴（茱）萸干姜与丁香。

139 附子　fuzi

性味：辛、甘，大热。有毒

归经：心、肾、脾

功效：回阳救逆，补火助阳，散寒止痛，
　　　温经通络

记忆：附子辛甘热大毒，心肾脾经通络先；
　　　回阳救逆亡阳证，补火助阳散寒通。

140 干姜　ganjiang

性味：辛，热

归经：脾、胃、肾、心、肺

功效：温中散寒，回阳通脉，温肺化饮，
　　　止呕

记忆：干姜辛热本草经，脾胃心肾与肺经；
　　　温中散寒回阳脉，温肺化饮止呕轻。

141 肉桂　rougui

性味：辛、甘，大热

归经：肾、脾、心、肝

功效：补火助阳，散寒止痛，温通经脉，
　　　引火归原

记忆：肉桂辛甘有大热，归于心肝脾肾经；
　　　补火助阳散寒痛，温经通脉火归原。

142 吴茱萸 wuzhuyu

性味：辛、苦，热；有小毒

归经：肝、脾、胃、肾

功效：散寒止痛，降逆止呕，助阳止泻，
　　　疏肝解郁，制酸止痛，温肾暖肝

记忆：吴茱辛热苦小毒，肝脾胃肾解郁行；
　　　散寒止痛降逆呕，助阳止泻虚寒轻。

143 小茴香 xiaohuixiang

性味：辛，温

归经：肝、肾、脾、胃

功效：散寒止痛，理气和胃，止呕，
　　　温肾暖肝

记忆：性味辛温小茴香，肝肾脾胃止呕良；
　　　寒疝腹痛睾丸坠，中焦虚寒气滞襄。

144 丁香 dingxiang

性味：辛，温

归经：脾、胃、肾

功效：温中降逆，散寒止痛，温肾助阳

记忆：丁香性味辛与温，归经脾胃与肾经；
　　　温中降逆能散寒，助阳宫冷阳痿痊。

145 高良姜　gaoliangjiang

性味：辛，热

归经：脾、胃

功效：温中止呕，散寒止痛

记忆：性味辛热高良姜，温通脾胃止痛良；
　　　胃寒冷痛寒呕吐，散寒和胃疗效彰。

146 胡椒　hujiao

性味：辛，热

归经：胃、大肠

功效：温中散寒，下气，消痰

记忆：胡椒性味辛与热，归与胃和大肠经；
　　　癫痫腹痛呕吐泻，温中散寒下消痰。

147 花椒　huajiao

性味：辛、温

归经：脾、胃、肾

功效：温中止痛，杀虫止痒，散寒止呕，
　　　止泻

记忆：花椒辛温脾胃肾，中寒腹痛吐泻寒；
　　　虫积腹痛湿疹痒，温中止痛能杀虫。

148 荜茇　bibo

性味：辛，热

归经：胃、大肠

功效：温中散寒，下气止痛

记忆：荜茇性味辛与热，归于胃和大肠经；
　　　成熟果穗入于药，温中散寒疼痛轻。

149 荜澄茄　bichengqie

性味：辛，温

归经：脾、胃、肾、膀胱

功效：温中散寒，行气止痛

记忆：荜澄茄是果实药，辛温脾胃肾膀胱；
　　　寒疝腹痛呕吐逆，温中散寒止痛强。

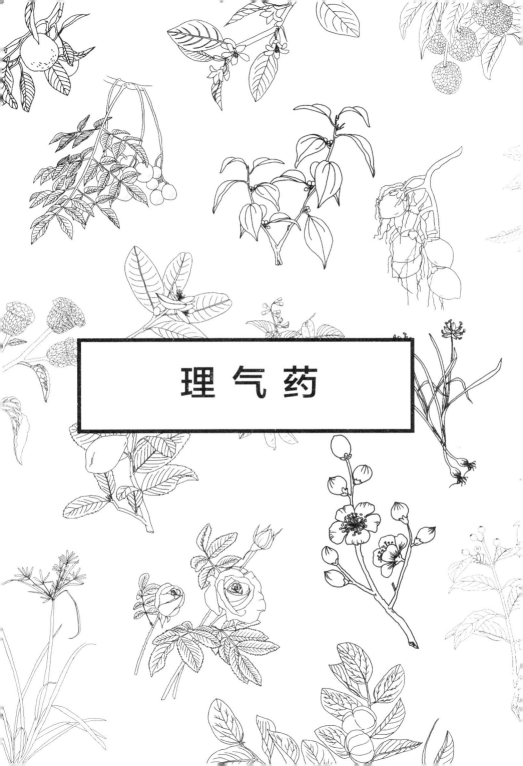

理 气 药

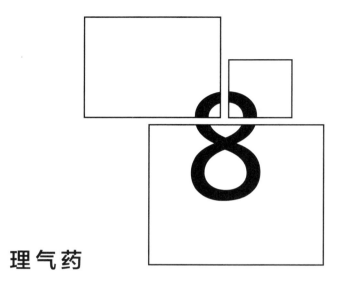

理气药

陈皮青皮枳（实）木香，

乌药香附（川）楝（子）沉香，

玫瑰（花）荔枝（核）大腹皮，

佛手香橼与檀香，

刀豆甘松九香虫，

薤白柿蒂青木香，

绿萼（梅）娑罗（子）天仙藤。

150 陈皮 chenpi

性味：苦、辛，温
归经：脾、肺
功效：理气健脾，燥湿化痰，宣肺止咳，
　　　行气通痹止痛

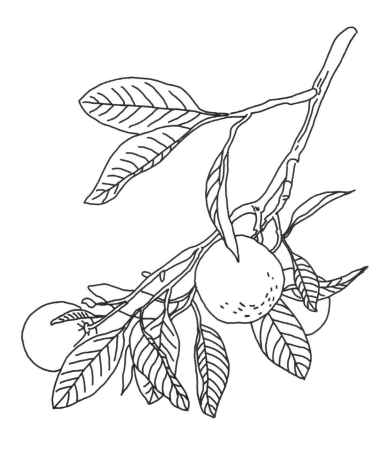

记忆：陈皮性味辛苦温，归经脾肺神农寻；
　　　理气健脾呕吐逆，湿痰寒痰通痹气。

151 枳实 zhishi

性味：苦、辛、酸，微寒
归经：脾、胃
功效：破气消积，化痰散痞

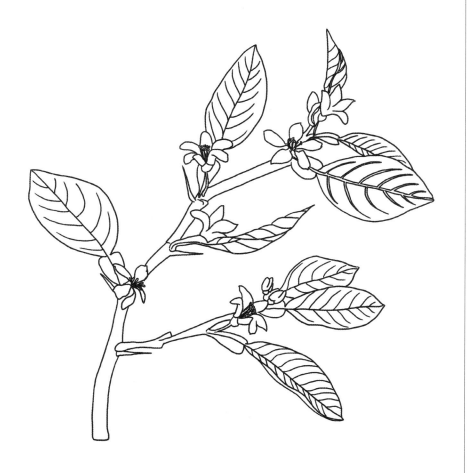

记忆：枳实辛苦酸微寒，归经脾胃消胀气；
　　　本草经中治胸痹，破气散痞化痰积。

152 青皮　qingpi

性味：苦、辛，温

归经：肝、胆、胃

功效：疏肝破气，消积化滞，散结止痛，
　　　和胃

记忆：青皮性味辛苦温，和胃肝胆胃经寻；
　　　疏肝破气消积满，食积腹痛癥瘕散。

153 枳壳　zhiqiao

性味：苦、辛、酸，微寒

归经：脾、胃

功效：理气宽中，行滞消胀

记忆：枳壳性辛酸苦寒，归经脾胃可除胀；
　　　理气宽中化痰积，行气开胸功用齐。

（枳实、枳壳同出一源）

154 木香 muxiang

性味：辛、苦，温

归经：脾、胃、大肠、三焦、胆

功效：行气止痛，健脾消食，疏利肝胆，
醒脾开胃

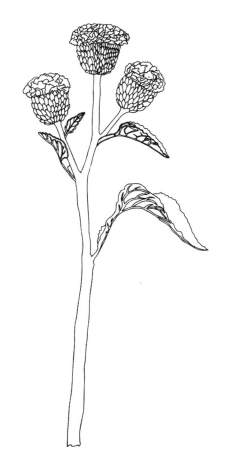

记忆：木香性味辛苦温，行气止痛三焦寻；
脾胃大肠还有胆，健脾消食行气存。

155 沉香　chenxiang

性味：辛、苦，微温
归经：脾、胃、肾
功效：行气止痛，温中止呕，纳气平喘

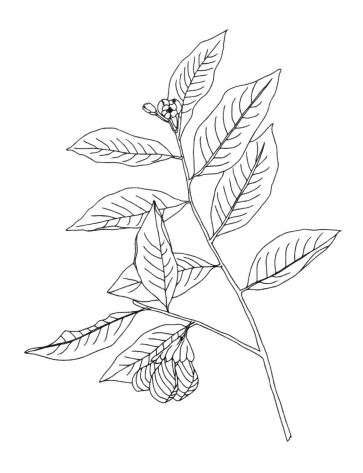

记忆：沉香性味辛苦温，归经脾胃还有肾；
　　　行气止痛温中呕，纳气平喘后下神。

156 檀香　tanxiang

性味：辛，温
归经：脾、胃、心、肺
功效：行气止痛，散寒调中

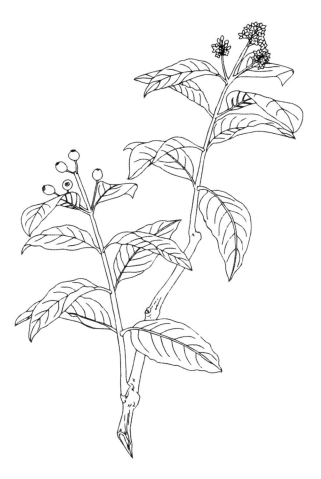

记忆：檀香性味是辛温，归于脾胃和心肺；
　　　胸腹寒凝气不通，行气止痛散寒行。

157 川楝子 chuanlianzi

性味：苦，寒。有小毒
归经：肝、小肠、膀胱
功效：疏肝泄热，行气止痛，杀虫，
　　　止痒疗癣，清热燥湿

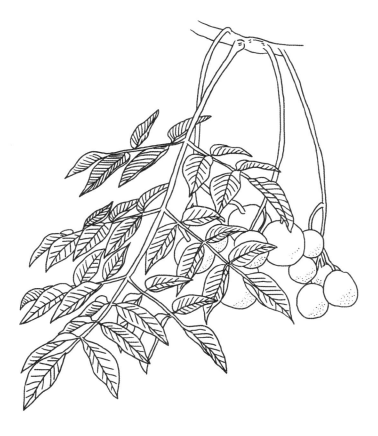

记忆：川楝苦寒有小毒，肝经小肠膀胱属；
　　　行气止痛杀虫药，肝郁化火燥湿效。

158 乌药　wuyao

性味：辛，温
归经：肺、脾、肾、膀胱
功效：行气止痛，温肾散寒，缩尿止遗

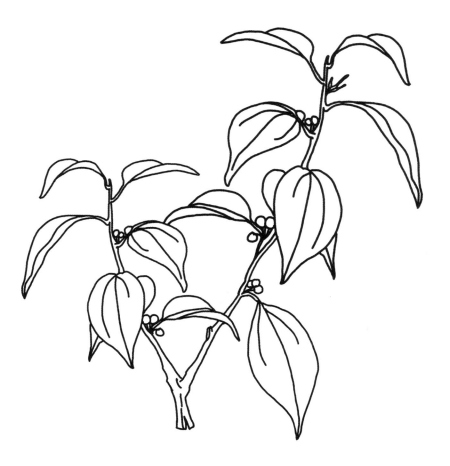

记忆：乌药块根性辛温，肺脾肾和膀胱行；
寒凝气滞胸胁痛，温肾散寒遗尿停。

159 青木香 qingmuxiang

性味：辛、苦，寒
归经：肝、胃
功效：行气止痛，解毒消肿

记忆：青木香性辛苦寒，根部入药行胃肝；
　　　行气止痛消肿毒，皮肤湿疮用可痊。

160 荔枝核 lizhihe

性味：甘、微苦，温
归经：肝、肾
功效：行气散结，祛寒止痛

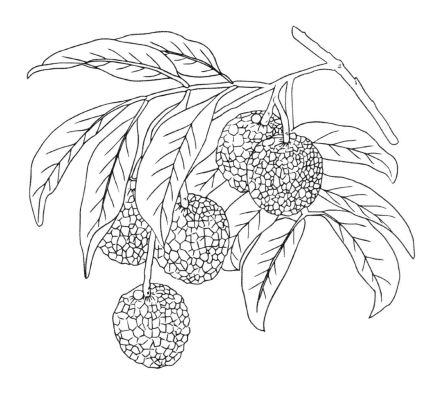

记忆：性甘温苦荔枝核，归经肝肾种子药；
　　　疝气疼痛睾丸肿，行气散结止痛强。

161 香附　xiangfu

性味：辛、微苦、微甘，平
归经：肝、脾、三焦
功效：疏肝解郁，理气宽中，调经止痛

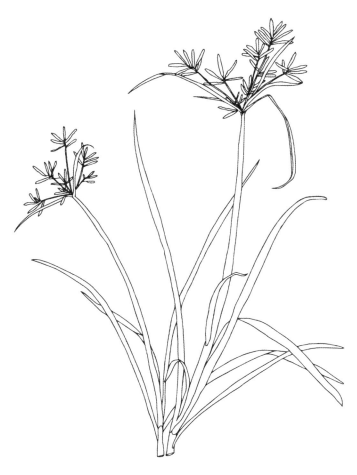

记忆：香附辛平微苦甘，理气肝脾三焦看；
　　　疏肝解郁调经痛，气病总司妇人欢。

162 佛手 foshou

性味：辛、苦、酸，温
归经：肝、脾、胃、肺
功效：疏肝理气，和胃止痛，燥湿化痰

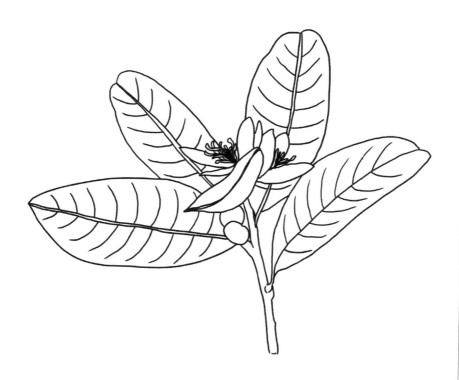

记忆：佛手辛苦酸而温，归经肝脾还肺胃；
　　　疏肝理气和中气，燥湿化痰果实寻。

163 香橼　xiangyuan

性味：辛、苦、酸，温
归经：肝、脾、肺
功效：疏肝解郁，理气宽中，燥湿化痰

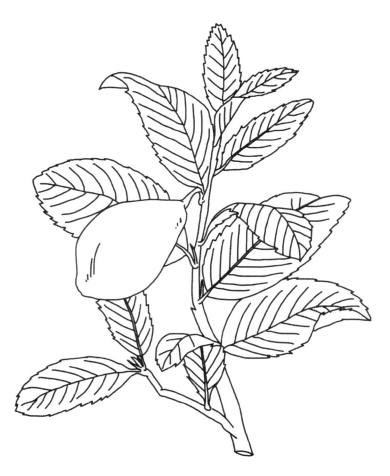

记忆：香橼辛酸苦而温，归经肝脾还有肺；
　　　疏肝解郁宽中气，燥湿化痰果实应。

164 玫瑰花　meiguihua

性味：甘、微苦，温

归经：肝、脾

功效：行气解郁，和血，止痛

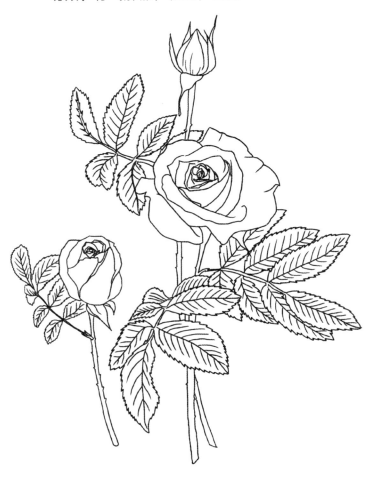

记忆：微苦甘温玫瑰花，行气解郁和血佳；
　　　肝胃气痛经不调，跌打损伤效堪夸。

165 梅花　meihua

性味：微酸，平
归经：肝、胃、肺
功效：疏肝和中，化痰散结

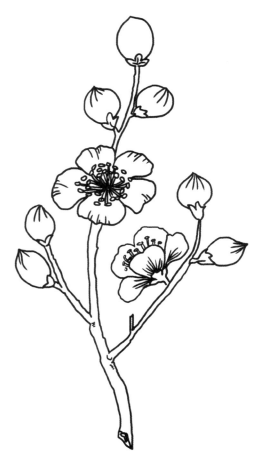

记忆：微酸性平绿萼梅，归于肝胃还有肺；
　　　肝胃气痛梅核气，疏肝和中化痰为。

166 薤白 xiebai

性味：辛、苦，温
归经：心、肺、胃、大肠
功效：通阳散结，行气导滞，消胀止痛，
　　　止泻痢

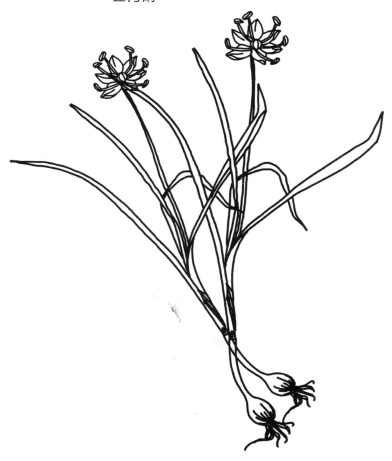

记忆：薤白性味辛苦温，肺胃大肠心止痢；
　　　消胀止痛小根蒜，通阳散结导滞寻。

167 大腹皮　dafupi

性味：辛，微温
归经：脾、胃、大肠、小肠
功效：行气宽中，行水消肿

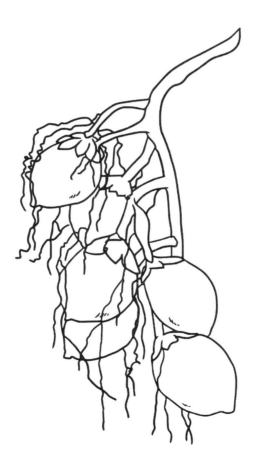

记忆：性味辛温大腹皮，归于二肠和胃脾；
　　　利水消肿祛胀满，行气宽中槟榔衣。

168 刀豆 daodou

性味：甘，温
归经：胃、肾
功效：温中，下气止呃，温肾助阳

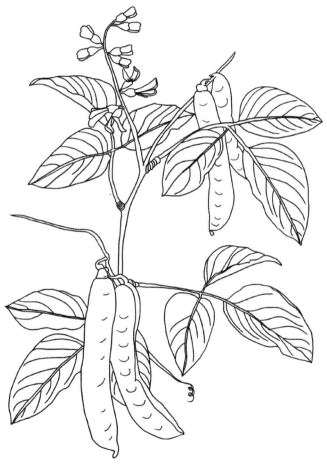

记忆：刀豆性味甘与温，成熟种子归胃肾；
降气止呃治呕吐，肾虚腰痛助阳升。

169 柿蒂 shidi

性味：苦、涩，平
归经：胃
功效：降气止呃

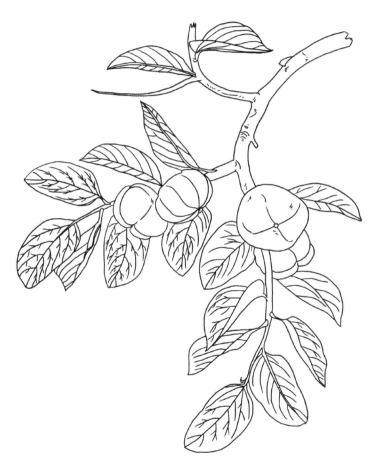

记忆：柿蒂性味苦涩平，降逆止呃归胃经。

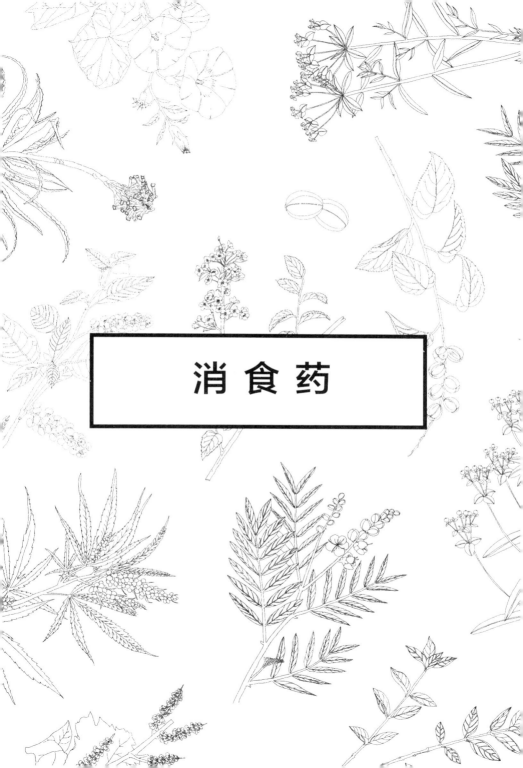

消 食 药

消食药

神曲莱菔子山楂，
鸡（内）金鸡（矢）藤谷（芽）麦芽。

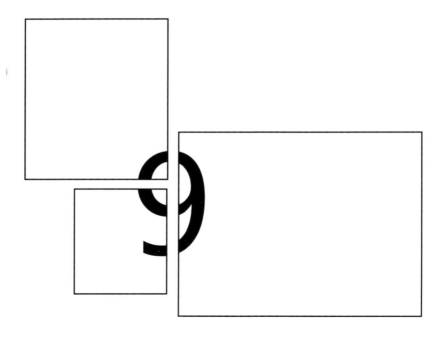

170 山楂 shanzha

性味：酸、甘，微温

归经：脾、胃、肝

功效：消食健胃，行气散瘀，化浊降脂，
散结止痛，止泻止痢（炒用）

记忆：山楂性味酸温甘，散结活血脾胃肝；
消食化积主油腻，行气散瘀泻痢痊。

171 六神曲 liushenqu

性味：甘、辛，温

归经：脾、胃

功效：消食和胃

记忆：神曲性味辛甘温，消食炒焦效更神；
归于脾胃发酵品，和胃祛胀配伍寻。

172 麦芽 maiya

性味：甘，平

归经：脾、胃

功效：行气消食，健脾开胃，回乳消胀

记忆：麦芽甘平脾胃经，消食健胃回乳专；
米面芋薯食积滞，乳汁郁积消散痊。

173 莱菔子　laifuzi

性味：辛、甘，平

归经：脾、胃、肺

功效：消食除胀，降气化痰，止咳平喘，
涌吐风痰

记忆：莱菔子是萝卜籽，肺脾胃经平甘辛；
消食除胀吐风痰，降气化痰喘咳专。

174 鸡内金　jineijin

性味：甘，平

归经：脾、胃、小肠、膀胱

功效：健胃消食，涩精止遗，通淋化石

记忆：性味甘平鸡内金，脾胃膀胱小肠寻；
化坚消石健运脾，消食和胃涩精遗。

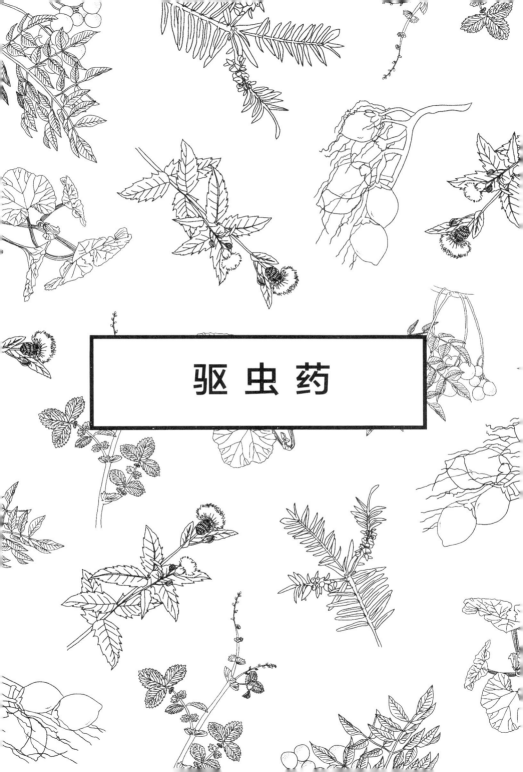

驱 虫 药

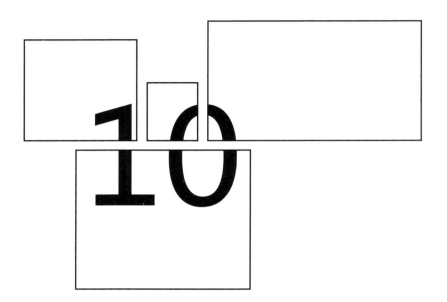

驱虫药

槟榔使君子，
雷丸南瓜子，
鹤草（芽）苦楝皮，
芜荑（鹤）虱榧子。

175 使君子 shijunzi

性味：甘，温

归经：脾、胃

功效：杀虫消积，健脾消疳

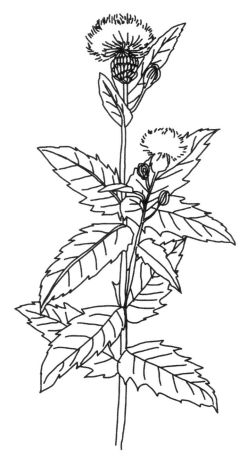

记忆：性味甘温使君子，归经脾胃是果实；

善于杀灭蛲蛔虫，小儿疳积常备用。

176 苦楝皮 kulianpi

性味：苦，寒。有毒
归经：肝、脾、胃
功效：杀虫，疗癣，止痒，清热燥湿

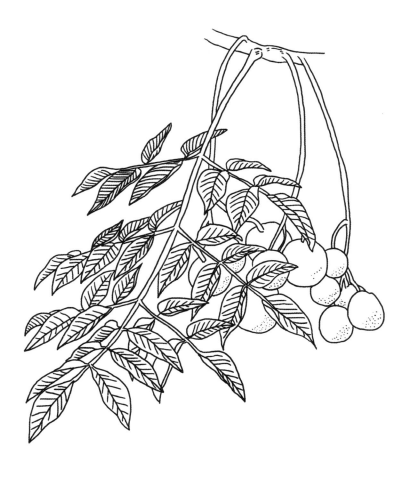

记忆：苦寒有毒苦楝皮，肝脾和胃清燥宜；
　　　树皮根皮为药用，杀虫疗癣蛔钩蛲。

177 槟榔 binglang

性味：苦，辛，温
归经：胃、大肠
功效：杀虫，消积，行气，利水，截疟，
　　　缓泻通便

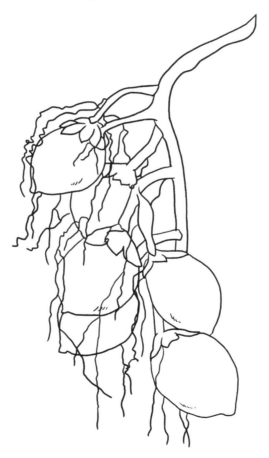

记忆：槟榔胃味辛苦温，缓泻通便大肠寻；
　　　杀虫消积行气痛，利水截疟效更尊。

178 南瓜子　*nanguazi*

性味：甘，平

归经：胃、大肠

功效：杀虫

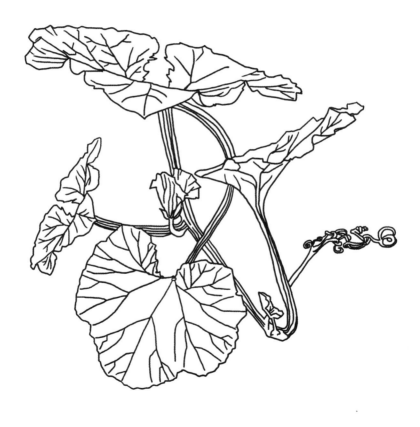

记忆：南瓜子性味甘平，归于胃和大肠经；
　　　大量研粉冷水服，空腹用后绦虫清。

179 鹤草芽　hecaoya

性味：苦、涩，凉
归经：肝、小肠、大肠
功效：杀虫

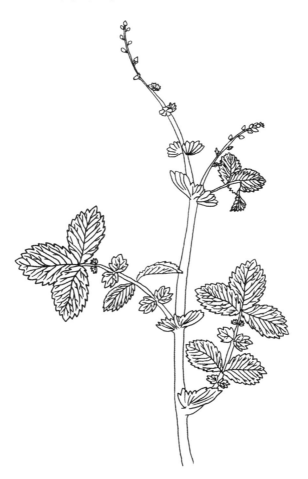

记忆：鹤草龙芽草冬芽，专治绦虫疗效佳；
　　　性苦涩凉杀虫药，归于肝和大小肠。

180 雷丸 leiwan

性味： 微苦，寒。
归经： 胃、大肠
功效： 杀虫消积，开滞消疳

记忆：雷丸性味微苦寒，开滞消疳胃大肠；
　　　神农本草菌核药，杀虫消积蛔钩绦。

181 榧子　feizi

性味：甘，平

归经：肺、胃、大肠

功效：杀虫消积，润肠止咳，润燥通便

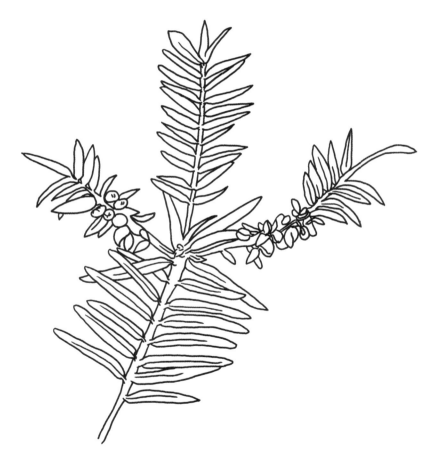

记忆：榧子性味甘与平，归于肺胃大肠经；
　　　杀虫消积止咳痰，润肠通便为种子。

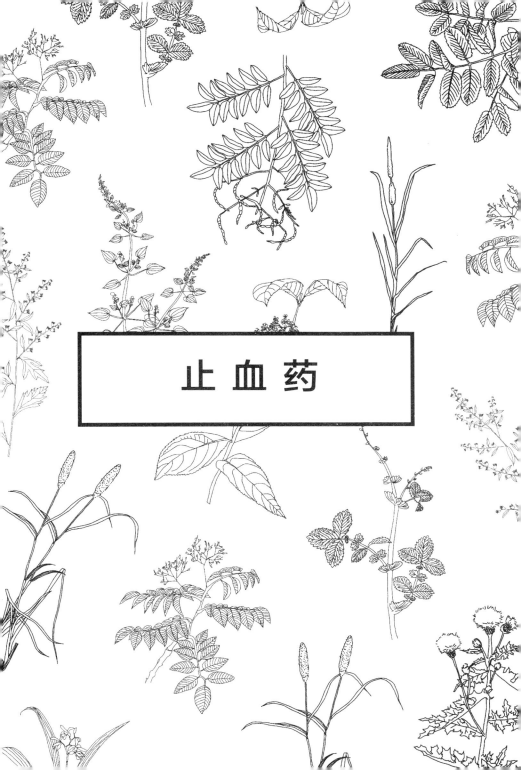

止血药

第一节
凉血止血药

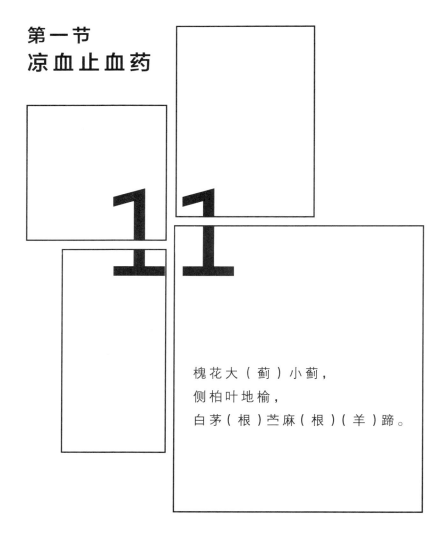

11

槐花大（蓟）小蓟，
侧柏叶地榆，
白茅（根）苎麻（根）（羊）蹄。

182 小蓟　xiaoji

性味：甘、苦，凉
归经：心、肝
功效：凉血止血，散瘀解毒消痈，利尿通淋

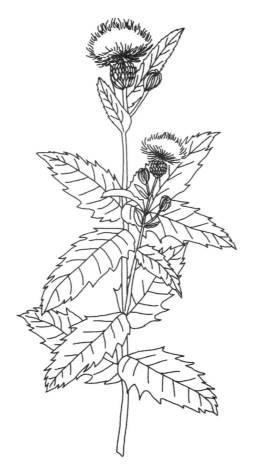

记忆：小蓟其性苦甘凉，利尿通淋入与汤；
　　　心肝归经凉止血，散瘀解毒消痈强。

183 大蓟　daji

性味：甘、苦，凉
归经：心、肝
功效：凉血止血，散瘀解毒消痈

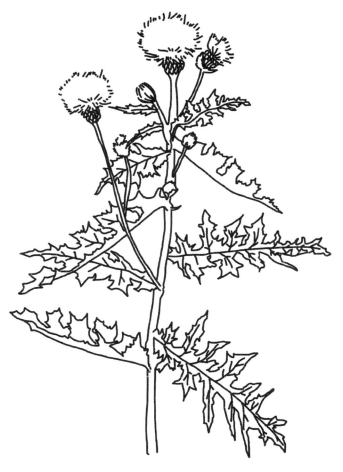

记忆：大蓟其性苦甘凉，地上部位入与汤；
　　　心肝归经凉止血，散瘀解毒消痈全。

184 地榆 diyu

性味：苦、酸、涩，微寒
归经：肝、大肠
功效：凉血止血，解毒敛疮，涩肠止痢

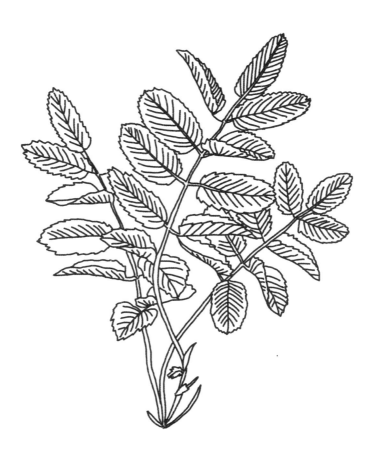

记忆：地榆用根肝大肠，苦酸涩寒清热良；
　　　凉血解毒敛疮效，涩肠止痢效力方。

185 槐花 huaihua

性味：苦，微寒
归经：肝、大肠
功效：凉血止血，清肝泻火
　　　（清泻大肠之火热）

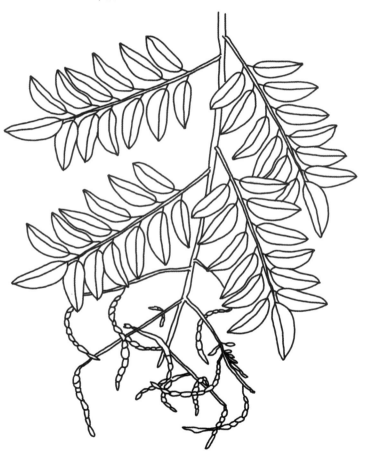

记忆：槐花性味苦微寒，止血炒炭泻热生；
　　　归经肝肠凉止血，清肝泻火头痛宣。

186 侧柏叶　cebaiye

性味：苦、涩，寒

归经：肺、肝、脾

功效：凉血止血，化痰止咳，生发乌发

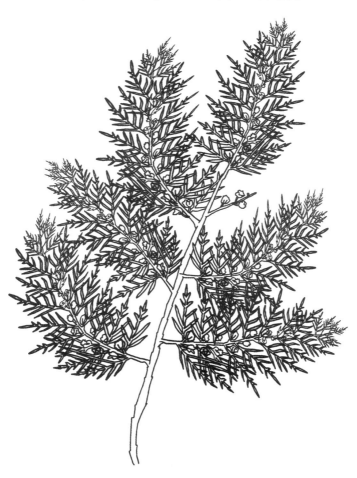

记忆：性苦涩寒侧柏叶，止咳生用止血炭；

凉血止血化痰咳，生发乌发麻油和。

187 白茅根　baimaogen

性味：甘，寒

归经：肺、胃、膀胱

功效：凉血止血，清热利尿

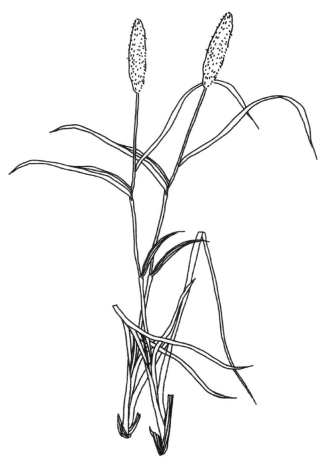

记忆：性味甘寒白茅根，归于肺胃膀胱中；
　　　神农凉血兼止血，清热利尿胃热宣。

188 苎麻根　zhumagen

性味：甘，寒
归经：心、肝
功效：凉血止血，安胎，清热解毒

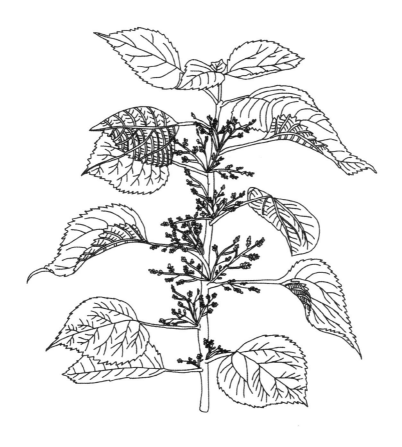

记忆：苎麻根性味甘寒，归经心肝根茎专；
　　　热毒痈疽血热证，凉血解毒胎可安。

第二节
化瘀止血药

化瘀止血药三七，
茜草蒲黄花蕊石。

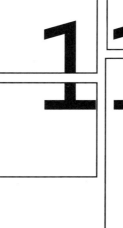

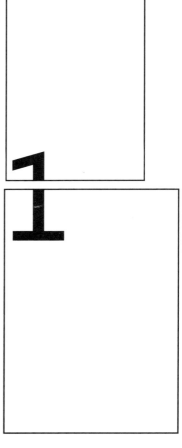

189 茜草　qiancao

性味：苦，寒
归经：肝
功效：凉血，化瘀，止血，通经，活血，
　　　行瘀滞

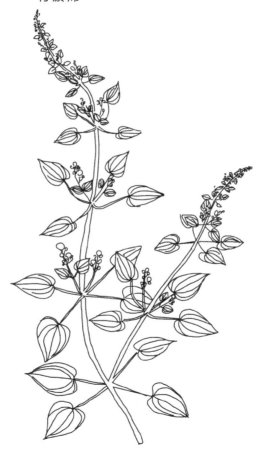

记忆：茜草性味是苦寒，根茎入药归于肝；
　　　活血通经宜生用，止血炒炭效更专。

190 蒲黄　puhuang

性味：甘，平

归经：肝、心包

功效：止血，化瘀，利尿通淋，行血通经

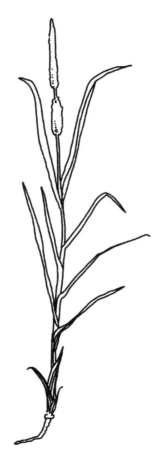

记忆：蒲黄性味甘与平，归于肝及心包经；
　　　本经中药为花粉，化瘀止血利尿行。

191 花蕊石　huaruishi

性味：酸、涩，平

归经：肝

功效：化瘀止血，收敛止血

记忆：性酸涩平花蕊石，归于肝经粉包煎；
　　　吐血咯血外伤血，化瘀止血考虑全。

192 三七 sanqi

性味：甘、微苦，温

归经：肝、胃

功效：散瘀止血，消肿定痛，
　　　补虚强壮

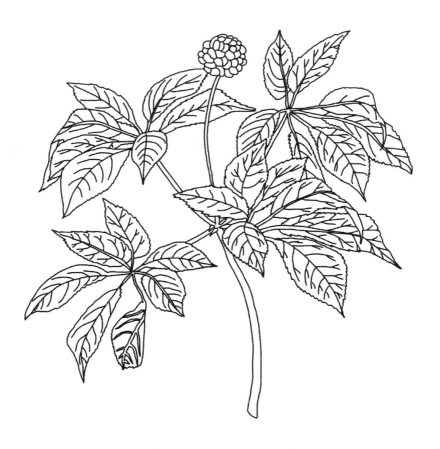

记忆：三七性味温苦甘，补虚强壮归胃肝；
　　　化瘀止血跌打损，活血定痛瘀滞痊。

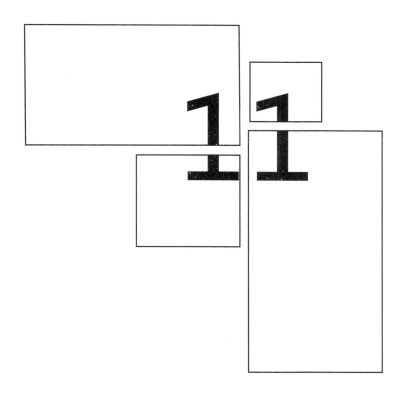

第三节
收敛止血药

收敛止血药白及，
紫珠棕榈与血余，
藕节槲木仙鹤草。

193 白及 baiji

性味：苦、甘、涩，微寒
归经：肺、胃、肝
功效：收敛止血，消肿生肌

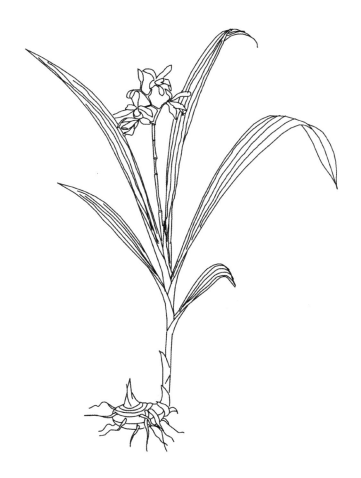

记忆：白及苦甘涩微寒，归经肺胃还有肝；
　　　神农本草块茎用，消肿生肌收敛专。

194 仙鹤草　xianhecao

性味：苦、涩，平

归经：心、肝

功效：收敛止血，截疟，止痢，
　　　解毒，补虚，涩肠止泻

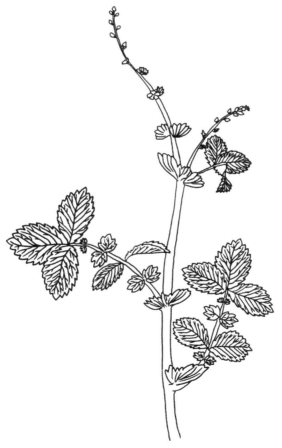

记忆：性苦涩平仙鹤草，解毒杀虫心肝药；
　　　收敛止血补虚效，止痢截疟不可少。

195 紫珠叶 zizhuye

性味：苦、涩，凉

归经：肝、肺、胃

功效：凉血收敛止血，散瘀解毒消肿

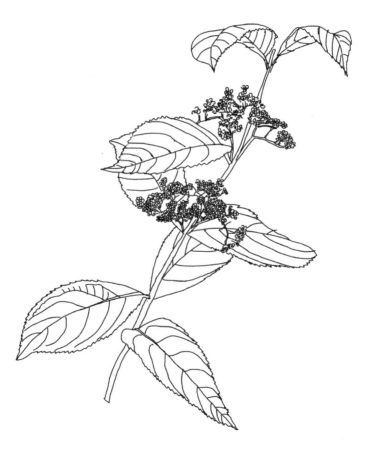

记忆：紫珠性味苦涩凉，叶子入药肺胃肝；

　　　凉血收敛止血用，烧烫疮毒均能解。

196 血余炭 xueyutan

性味：苦，平
归经：肝、胃
功效：收敛止血，化瘀，利尿

记忆：性味苦平血余炭，肝胃毛发神农撰；
　　　收敛止血消瘀病，小便不利兼能通。

第四节
温经止血药

温经艾叶苦，
炮姜灶心土。

11

197 艾叶 aiye

性味：辛、苦，温。有小毒
归经：肝、脾、肾
功效：温经止血，散寒止痛，调经，安胎，
　　　外用祛湿止痒

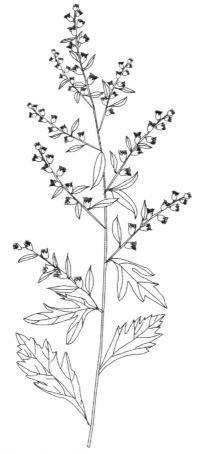

记忆：艾叶辛苦温小毒，归经肝肾和脾中；
　　　温经止血炒炭用，散寒安胎煎宜生。

198 炮姜 paojiang

性味：辛，热

归经：脾、胃、肾

功效：温经止血，温中止痛，止泻

记忆：炮姜性味辛又热，又名黑姜脾胃肾；
　　　出血腹痛腹泻用，温经止血疗效尊。

199 灶心土 zaoxintu

性味：辛，温

归经：脾、胃

功效：温中止血，止呕，止泻

记忆：性味辛温灶心土，归经脾胃包煎服；
　　　脾虚胃寒出血证，温中止血呕泻诸。

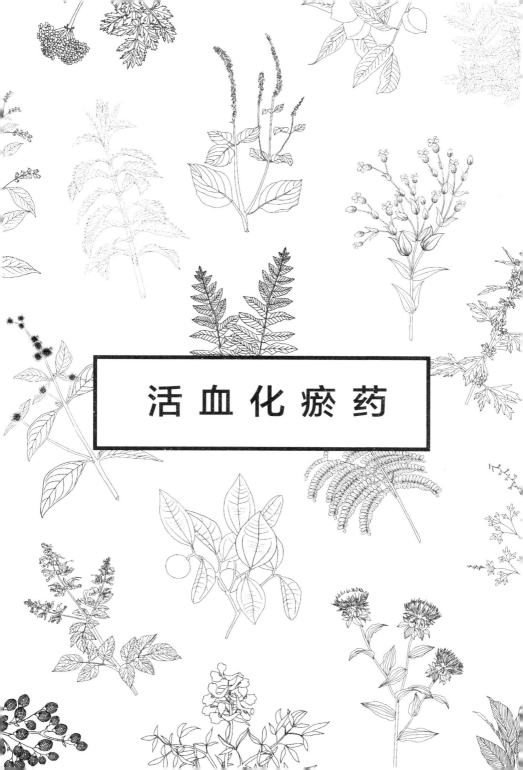

活 血 化 瘀 药

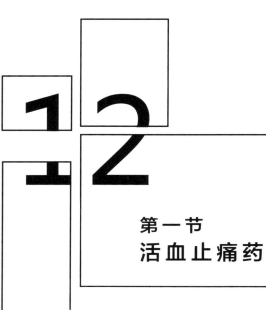

12

第一节
活血止痛药

降（香）姜（黄）郁金与川芎，

延胡索与五灵脂，

乳香没药夏天无。

200 降香 jiangxiang

性味：辛，温

归经：肝、脾

功效：化瘀止血，理气止痛，降气辟秽，
　　　和中止呕

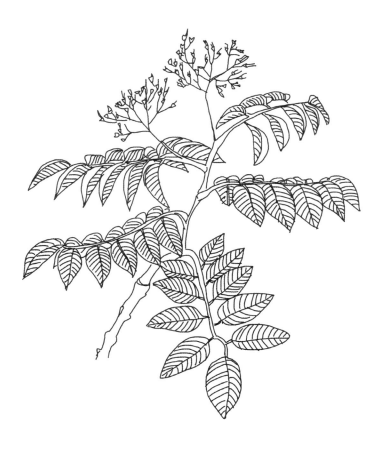

记忆：降香性味辛与温，肝脾归经出血寻；
　　　胸胁疼痛瘀跌损，吐泻腹痛利气珍。

201 川芎 chuanxiong

性味：辛，温
归经：肝、胆、心包
功效：活血行气，祛风止痛

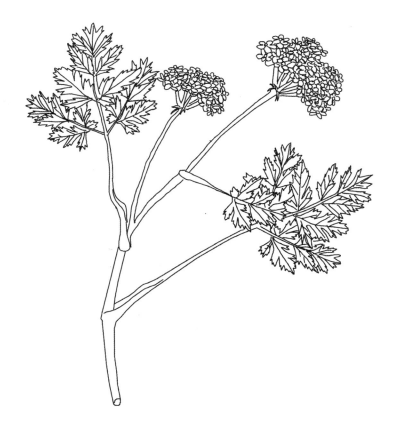

记忆：川芎性味辛与温，归于肝胆心包寻；
　　　本草经中块茎药，活血行气祛风珍。

202 延胡索 yanhusuo

性味：辛、苦，温
归经：肝、脾、心
功效：活血，行气，止痛

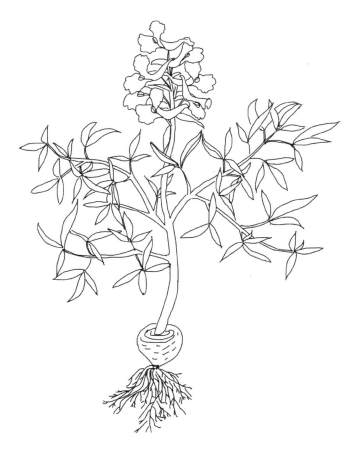

记忆：延胡索性辛苦温，归经心肝脾块茎；
　　　气血瘀滞诸痛证，活血行气元胡行。

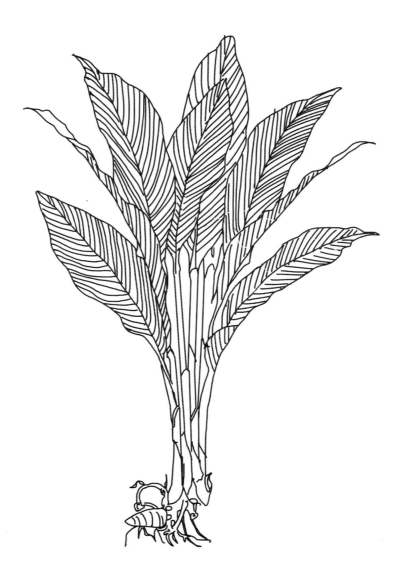

（203、204 同出一源）

203 郁金 yujin

性味：辛、苦，寒

归经：肝、胆、心、肺

功效：活血止痛，行气解郁，清心凉血，
利胆退黄

记忆：郁金性味辛苦寒，心肺肝胆归于经；
清心凉血利胆黄，行气解郁止痛囊。

204 姜黄 jianghuang

性味：辛、苦，温

归经：肝、脾

功效：活血行气，通经止痛

记忆：姜黄性味辛苦温，干燥根茎肝脾寻；
活血行气祛瘀闭，通瘀行经功效存。

205 乳香　ruxiang

性味：辛、苦，温
归经：心、肝、脾
功效：活血定痛，消肿生肌，行气

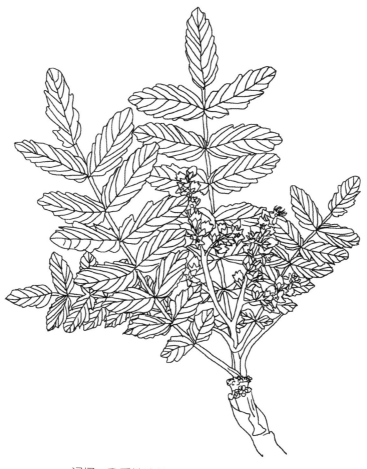

记忆：乳香性味苦温辛，归于脾肝还有心；
　　　　活血行气兼止痛，消肿生肌功效寻。

206 没药　moyao

性味：辛、苦，平
归经：心、肝、脾
功效：散瘀定痛，消肿生肌

记忆：没药性味辛苦平，归于心肝和脾经；
　　　散瘀止痛是树脂，消肿生肌疼痛轻。

207 五灵脂　wulingzhi

性味：苦、咸、甘，温
归经：肝
功效：活血止痛，化瘀止血

记忆：五灵脂为老鼠屎，入药包煎人参畏；
　　　活血止痛化瘀神，血虚无瘀需慎用。

208 夏天无 xiatianwu

性味：微辛、苦，温
归经：肝
功效：活血通络，行气止痛，祛风除湿

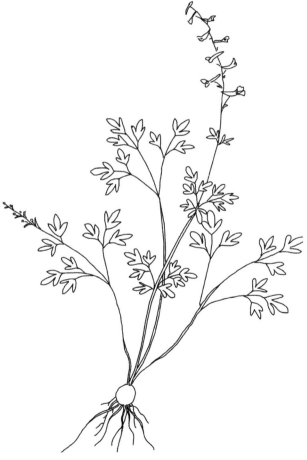

记忆：微辛温苦夏天无，归于肝经块茎入；
　　　活血止痛中风摇，祛风除湿痹痛消。

第二节
活血调经药

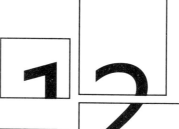

丹参泽兰鸡血藤，

月季（花）凌霄（花）王不留

（行），

桃仁红花益母（草）牛（膝）。

209 丹参 danshen

性味：苦，微寒
归经：心、肝
功效：活血祛瘀，通经止痛，清心除烦，
凉血消痈，安神

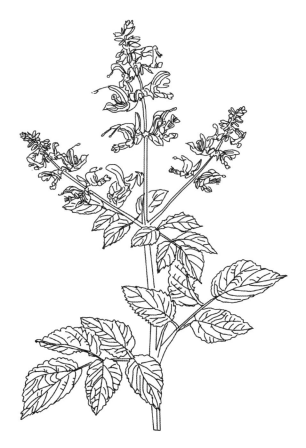

记忆：丹参性味苦微寒，归经心肝可清心；
活血调经祛瘀痛，凉血消痈除烦安。

210 红花 honghua

性味：辛，温
归经：心、肝
功效：活血通经，散瘀止痛

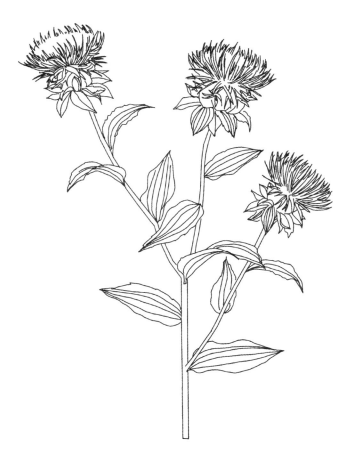

记忆：红花辛温心肝经，血滞经闭胸痛宁；
　　　跌打损伤瘀滞痛，活血通经散瘀行。

211 桃仁 taoren

性味：苦、甘，平。

归经：心、肝、大肠

功效：活血祛瘀，润肠通便，止咳平喘

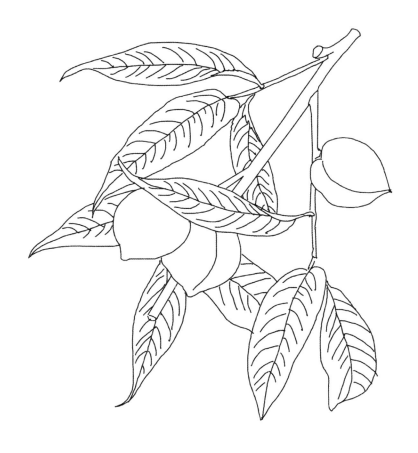

记忆：桃仁性味苦甘平，归于心肝大肠经；

活血祛瘀润肠便，止咳平喘捣碎煮。

212 益母草 yimucao

性味：苦、辛，微寒
归经：肝、心包、膀胱
功效：活血调经，利尿消肿，清热解毒

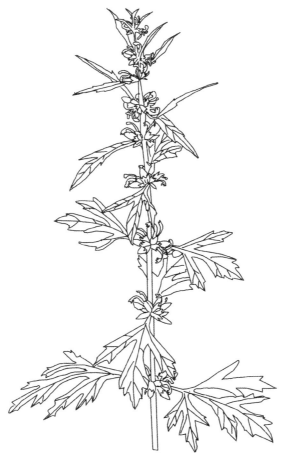

记忆：益母活血是良药，神农本草利水消；
　　　辛苦微寒调经痛，清热解毒服后笑。

213 泽兰 zelan

性味：苦、辛，微温
归经：肝、脾
功效：活血调经，祛瘀消痈，利水消肿

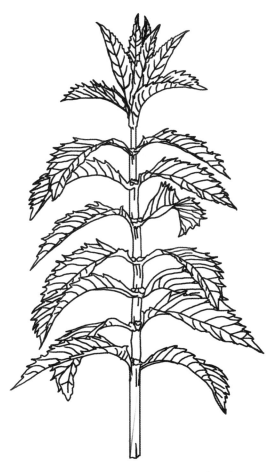

记忆：泽兰辛苦性微温，归经肝脾本经存；
　　　活血调经祛瘀滞，利水消肿疗效珍。

214 牛膝　niuxi

性味：苦、甘、酸，平
归经：肝、肾
功效：逐瘀通经，补肝肾，强筋骨，
　　　利水通淋，引火（血）下行

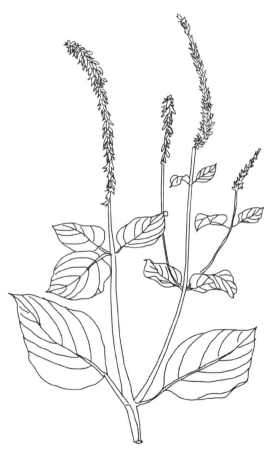

记忆：牛膝苦甘性酸平，归经肝肾逐瘀经；
　　　补肾强筋利尿淋，引火下行淋证轻。

215 鸡血藤 jixueteng

性味：苦、甘，温
归经：肝、肾
功效：活血补血，调经止痛，舒筋活络

记忆：性苦甘温鸡血藤，闭经痛经经不通；
　　　行血活血血行畅，舒筋活络用藤茎。

216 王不留行　wangbuliuxing

性味：苦，平
归经：肝、胃
功效：活血通经，下乳消肿，利尿通淋

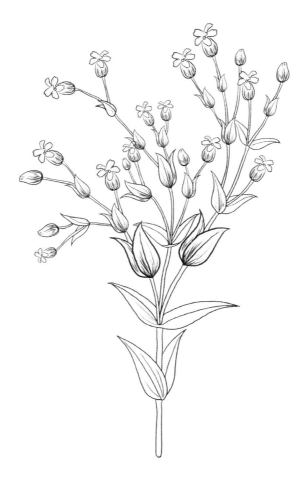

记忆：王不留行性苦平，归经肝胃活血通；
　　　下乳消肿种子药，利尿通淋记心中。

第三节
活血疗伤药

苏木血竭土鳖虫，
马钱子与骨碎补，
刘寄（奴）儿茶自然铜。

217 马钱子 maqianzi

性味：苦，温。有大毒
归经：肝、脾
功效：通络止痛，散结消肿

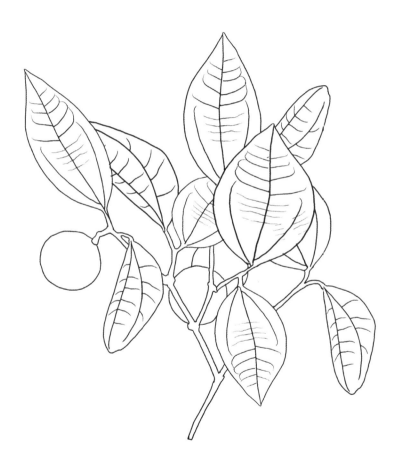

记忆：马钱大毒性苦温，成熟种子归脾肝；
　　　痈疽咽痛风湿痹，散结消肿通络痊。

218 土鳖虫　tubiechong

性味：咸，寒。有小毒
归经：肝
功效：破血逐瘀，续筋接骨

记忆：土鳖咸寒有小毒，神农本草归肝经；
　　　跌打损伤瘀肿痛，产后血滞总能轻。

219 自然铜　zirantong

性味：辛，平
归经：肝
功效：散瘀止痛，续筋接骨，疗伤

记忆：自然铜为黄铁矿，性味辛平归肝经；
　　　跌打损伤骨折痛，散瘀止痛骨伤轻。

220 苏木　sumu

性味：甘、咸，平
归经：心、肝、脾
功效：活血祛瘀，消肿止痛

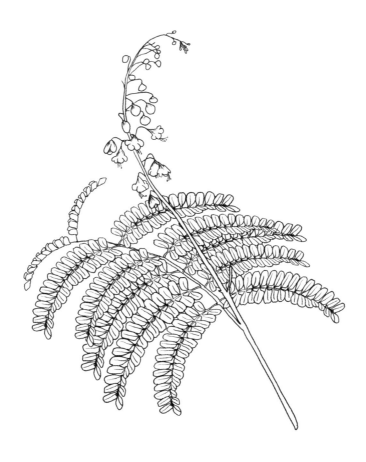

记忆：苏木味咸甘性平，跌打骨折瘀滞痛；
　　　归经心肝疗活血，血滞经闭痛有通。

221 骨碎补 gusuibu

性味：苦，温

归经：肝、肾

功效：活血疗伤止痛，补肾强骨；
外用消风祛斑

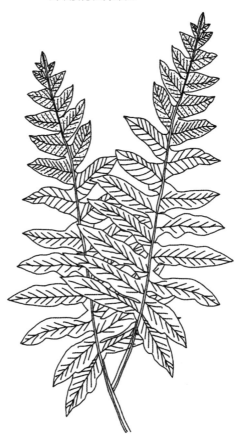

记忆：性味苦温骨碎补，干燥根茎肝肾经；
活血疗伤散瘀滞，补肾强骨肾虚行。

222 血竭 xuejie

性味：甘、咸，平
归经：心、肝
功效：活血定痛，化瘀止血，生肌敛疮

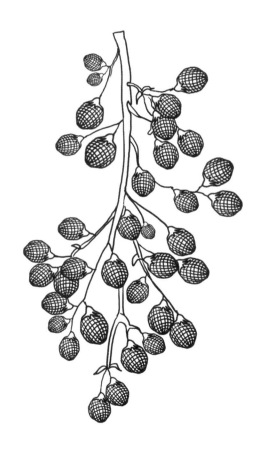

记忆：血竭性味甘咸平，归于肝经活定痛；
　　　化瘀止血为树脂，敛疮生肌最有功。

223 儿茶　ercha

性味：苦、涩，微寒

归经：心、肺

功效：活血止痛，止血生肌，收湿敛疮，
清肺化痰

记忆：儿茶性味苦涩寒，归经心肺活血伤；
止血生肌敛疮效，清肺化痰为煎膏。

224 刘寄奴　liujinu

性味：苦，温

归经：心、肝、脾

功效：散瘀止痛，疗伤止血，破血通经，
　　　消食化积

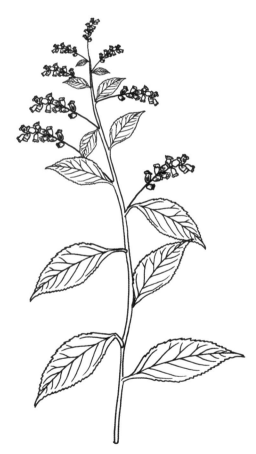

记忆：性味苦温刘寄奴，心肝和脾为归经；
　　　散瘀止痛疗止血，破血通经消食积。

第四节
破血消癥药

破血消癥（斑）蝥（穿）山甲，
虻虫水蛭莪（术）三棱。

12

225 莪术　ezhu

性味：辛、苦，温
归经：肝、脾
功效：破血行气，消积止痛

记忆：莪术性味辛苦温，归经肝脾药性论；
　　　破血行气疗瘀痛，消积止痛祛食积。

226 三棱　sanleng

性味：辛、苦，平
归经：肝、脾
功效：破血行气，消积止痛

记忆：三棱性味辛苦平，归经肝脾本草经；
　　　破血行气祛瘀闭，消积止痛醋制更。

227 水蛭　shuizhi

性味：咸、苦，平。有小毒
归经：肝
功效：破血通经，逐瘀消癥

记忆：水蛭咸苦平小毒，归于肝经本草中；
　　　破血通经逐瘀癥，跌打损伤瘀滞痛。

228 虻虫　mengchong

性味：苦，微寒。有小毒
归经：肝
功效：破血逐瘀，消癥散积

记忆：虻虫微寒苦有毒，神农本草归肝经；
　　　破血逐瘀血瘀闭，消积散癥肿痛轻。

229 斑蝥　banmao

性味：辛，热。有大毒
归经：肝、胃、肾
功效：破血逐瘀，散结消癥，攻毒蚀疮

记忆：斑蝥辛热有大毒，归于肝肾和胃经；
　　　破血逐瘀散结肿，攻毒蚀疮用见轻。

230 穿山甲　chuanshanjia

性味：咸，微寒
归经：肝、胃
功效：活血消癥，通经下乳，消肿排脓，
　　　搜风通络

记忆：性味咸寒穿山甲，归于肝胃消癥佳；
　　　活血通经能下乳，消肿排脓用鳞甲。

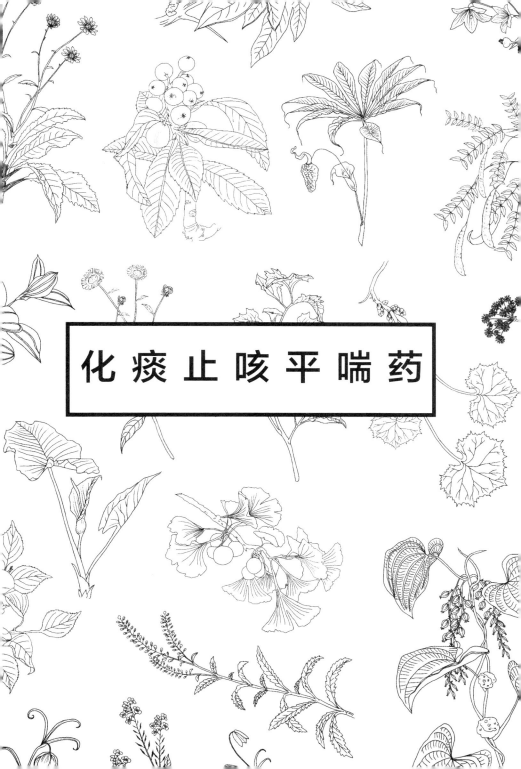

化痰止咳平喘药

13

第一节
温化寒痰药

白附（子）白芥（子）白前（半）夏，
天南（星）皂荚旋覆花。

231 半夏 banxia

性味：辛，温。有毒

归经：脾、胃、肺

功效：燥湿化痰，降逆止呕，消痞散结；
外用消肿止痛

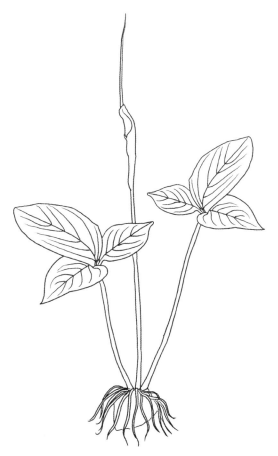

记忆：半夏性辛温有毒，脾胃肺经姜同用；
燥湿化痰降逆呕，消痞散结止肿痛。

232 天南星 tiannanxing

性味：苦、辛，温。有毒
归经：肺、肝、脾
功效：燥湿化痰，祛风止痉，散结消肿

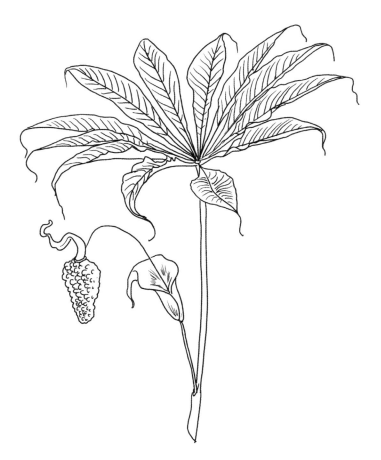

记忆：辛苦温毒天南星，归于肺肝和脾经；
　　　燥湿化痰块茎用，散结消肿少量用。

233 白附子 baifuzi

性味：辛，温。有毒
归经：胃、肝
功效：燥湿化痰，祛风止痉，
　　　　解毒散结，止痛

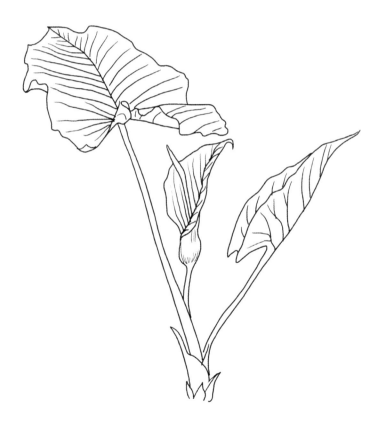

记忆：辛温有毒白附子，块茎入药归胃肝；
　　　止痛止痉祛风痰，解毒散结痰核宣。

234 胆南星　dannanxing

性味：苦、微辛，凉。

归经：肺、肝、脾

功效：清热化痰，息风定惊

记忆：微辛苦凉胆南星，归于肺脾和肝经；
　　　息风定惊适中风，清热化痰痰火用。

235 皂荚 zaojia

性味：辛、咸，温。有小毒
归经：肺、大肠
功效：祛痰开窍，散结消肿，祛风杀虫

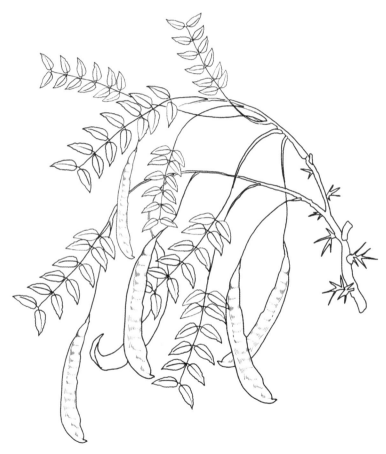

记忆：皂荚果实辛咸温，肺肠归经有小毒；
　　　顽痰阻肺痰嗽喘，祛风杀虫开窍通。

236 芥子　jiezi

性味：辛，温
归经：肺
功效：温肺豁痰，利气散结，通络止痛

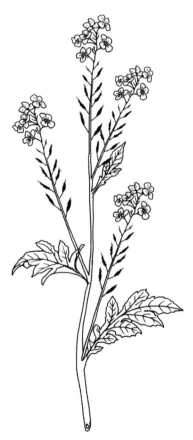

记忆：性味辛温白芥子，归经于肺能豁痰；
　　　寒痰喘咳痰饮治，散结消肿流注痊。

237 旋覆花 xuanfuhua

性味：苦、辛、咸，微温
归经：肺、脾、胃、大肠
功效：降气，消痰，行水，止呕

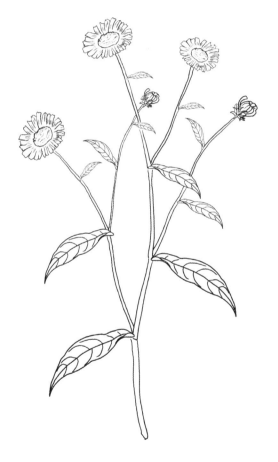

记忆：旋覆包煎有绒毛，辛苦咸温肺胃经；
　　　降气消痰行水气，噫气呕吐脾大肠。

238 白前 baiqian

性味：辛、苦，微温
归经：肺
功效：降气，祛痰，止咳

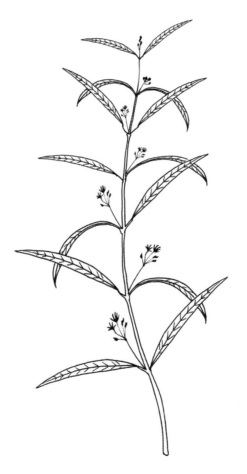

记忆：白前性味苦辛温，药用根茎肺经寻；
　　　降气化痰痰嗽喘，胸胁逆气功效俊。

第二节
清化热痰药

竹茹竹沥与前胡，
桔梗川贝（母）浙贝母，
天竺黄与黄药子，
瓜蒌海藻与昆布，
瓦楞子与海蛤壳，
礞石胖大（海）与海浮（石）。

13

239 川贝母　chuanbeimu

性味：苦、甘，微寒
归经：肺、心
功效：清热润肺，化痰止咳，散结消痈

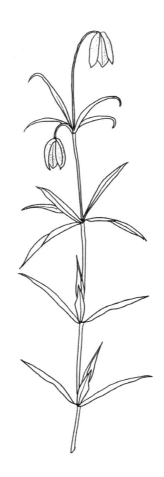

记忆：川贝苦甘性微寒，归经肺心鳞茎看；
　　　清热化痰润肺咳，散结消痈浙贝辨。

240 浙贝母 zhebeimu

性味：苦，寒

归经：肺、心

功效：清热化痰止咳，解毒散结消痈

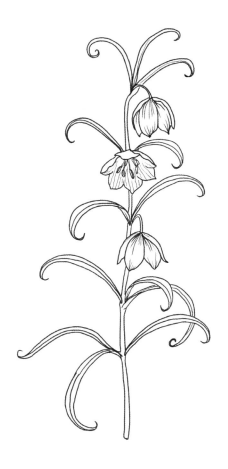

记忆：浙贝鳞茎性苦寒，归经肺心清化痰；
　　　风热咳嗽痰热治，散结消痈疮毒散。

241 瓜蒌 gualou

性味：甘、微苦，寒
归经：肺、胃、大肠
功效：清热涤痰，宽胸散结，润燥滑肠

记忆：瓜蒌性味甘苦寒，归于肺胃大肠经；
　　　清热化痰宽胸结，润燥滑肠本草经。

242 竹茹 zhuru

性味：甘，微寒
归经：肺、胃、心、胆
功效：清热化痰，除烦，止呕

记忆：竹茹心胆甘微寒，归经肺胃茎用药；
　　　清热化痰心不寐，除烦止呕妊娠轻。

243 竹沥 zhuli

性味：甘，寒
归经：心、肺、肝
功效：清热豁痰，定惊利窍

记忆：竹沥性味甘与寒，归于心肺还有肝；
　　　清热豁痰力量大，定惊利窍口噤堪。

244 天竺黄 tianzhuhuang

性味：甘，寒
归经：心、肝
功效：清热豁痰，清心定惊

记忆：性味甘寒天竺黄，内分泌液干燥物；
　　　清热豁痰心肝经，清心定痫疗惊风。

245 前胡 qianhu

性味：苦、辛，微寒
归经：肺
功效：降气化痰，散风清热

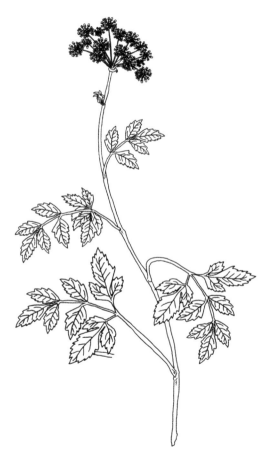

记忆：前胡性味辛苦寒，归于肺经降气喘；
　　　散风清热治感冒，雷公炮制根入药。

246 桔梗 jiegeng

性味：苦、辛，平
归经：肺
功效：宣肺，祛痰，利咽，排脓

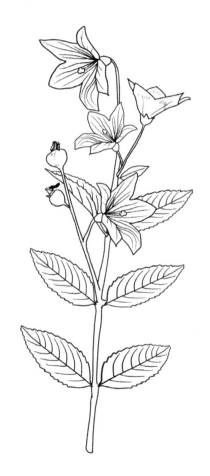

记忆：桔梗性味辛苦平，本经归肺宣肺宁；
　　　祛痰利咽兼排脓，肺痈吐脓咽喉痛。

247 胖大海　pangdahai

性味：甘，寒

归经：肺、大肠

功效：清热润肺，利咽开音，润肠通便，
　　　化痰

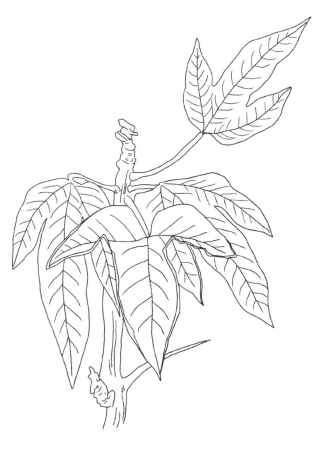

记忆：化痰甘寒胖大海，种子入药肺大肠；
　　　清热润肺利开音，润肠通便目赤良。

248 海藻 haizao

性味：苦、咸，寒
归经：肝、胃、肾
功效：消痰软坚散结，利水消肿

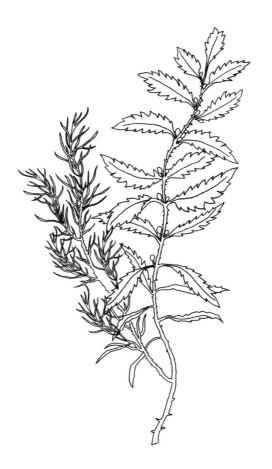

记忆：海藻咸寒本草经，归于肝胃肾消肿；
　　　常与昆布配伍用，消痰软坚力更充。

249 昆布　kunbu

性味：咸，寒
归经：肝、胃、肾
功效：消痰软坚散结，利水消肿

记忆：昆布咸寒胃肾肝，实为海带含有碘；
　　　消痰软坚防瘿瘤，利水消肿在里面。

250 黄药子 huangyaozi

性味：苦，寒。有毒
归经：肺、肝、心
功效：化痰散结消瘿，清热凉血解毒

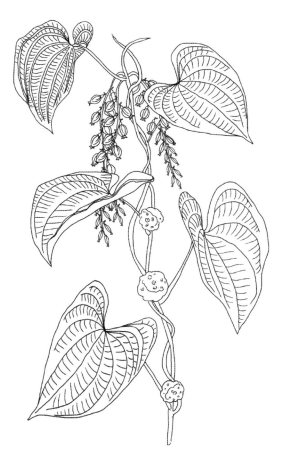

记忆：黄药性味苦寒毒，归肺肝心块茎入；
　　　化痰散结瘿瘤消，清热解毒疮疽疗。

251 海蛤壳 haigeqiao

性味：苦、咸，寒

归经：肺、肾、胃

功效：清热化痰，软坚散结，制酸止痛；
外用收湿敛疮

记忆：海蛤石性味咸寒，归肺肾胃粉包煎；
清热化痰及软坚，肺热痰核瘿瘤见。

252 海浮石 haifushi

性味：咸，寒

归经：肺、肾

功效：清肺化痰，软坚散结，利尿通淋

记忆：性味咸寒海浮石，打碎先煎归肺肾；
清肺化痰痰热喘，软坚散结通淋宣。

253 礞石 mengshi

性味：甘、咸，平

归经：肺、心、肝

功效：坠痰下气，平肝镇惊

记忆：礞石打碎布包煎，性味咸平肺心肝；
坠痰下气气逆喘，平肝镇惊癫狂痫。

第三节
止咳平喘药

（紫）苏子款冬花，

紫菀矮地茶，

百部马兜铃，

白果与枇杷（叶），

葶苈（子）洋金（花）（苦）杏（仁），

桑白皮罗汉（果）。

13

254 苦杏仁 kuxingren

性味：苦，微温。有小毒
归经：肺、大肠
功效：降气止咳平喘，润肠通便

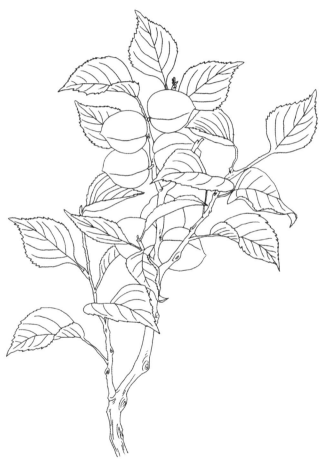

记忆：苦微温毒苦杏仁，打碎先煎肺肠经；
　　　止咳平喘能降逆，润肠通便种子药。

255 紫苏子　zisuzi

性味：辛，温
归经：肺、大肠
功效：降气化痰，止咳平喘，润肠通便

记忆：性味辛温紫苏子，成熟果实肺肠经；
　　　降气化痰止咳喘，润肠通便导滞传。

256 马兜铃　madouling

性味：苦，微寒
归经：肺、大肠
功效：清肺降气，止咳平喘，清肠消痔，化痰

记忆：苦微寒是马兜铃，归于肺和大肠经；
　　　清肺降气止咳喘，清肠消痔便血轻。

257 百部 baibu

性味：甘、苦，微温

归经：肺

功效：润肺下气止咳，杀虫灭虱

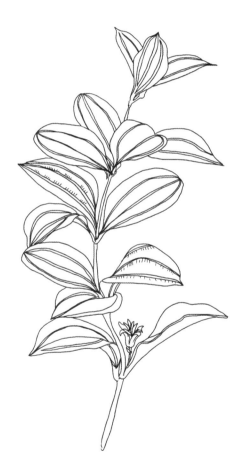

记忆：百部性甘苦微温，块根入药肺经寻；
　　　润肺止咳新旧嗽，杀虫灭虱蛲滴癣。

258 紫菀 ziwan

性味：辛、苦，温
归经：肺
功效：润肺下气，化痰止咳

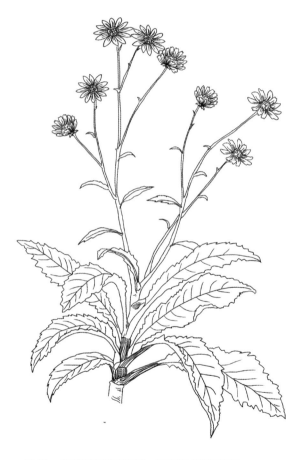

记忆：紫菀辛苦与微温，根茎入药肺经寻；
　　　暴咳生用久咳炙，润肺化痰止咳珍。

259 款冬花 kuandonghua

性味：辛、微苦，温
归经：肺
功效：润肺下气，止咳化痰

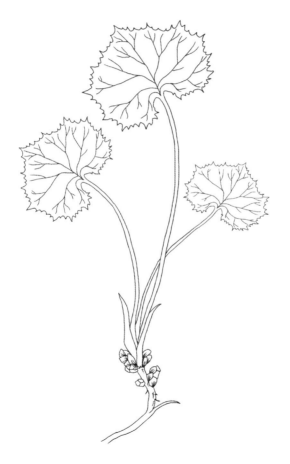

记忆：辛温微苦款冬花，无论寒热用皆佳；
　　　润肺下气止咳喘，外感生用久咳炙。

260 枇杷叶　pipaye

性味：苦，微寒
归经：肺、胃
功效：清肺止咳，降逆止呕

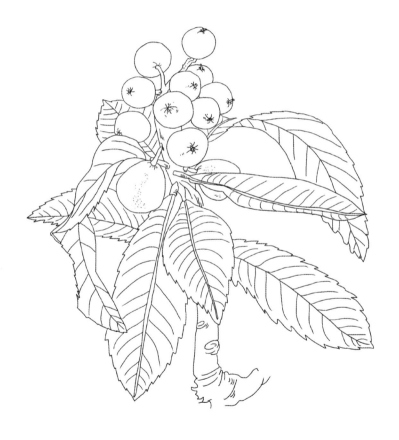

记忆：性味苦寒枇杷叶，止呕生用止咳炙；
　　　清肺止咳清肺热，胃热呕逆降逆止。

261 桑白皮　sangbaipi

性味：甘，寒
归经：肺
功效：泻肺平喘，利水消肿

记忆：桑白皮是桑根皮，性味甘寒肺经里；
　　　功效同于葶苈子，两者共用最相宜。

262 葶苈子　tinglizi

性味：辛、苦，大寒
归经：肺、膀胱
功效：泻肺平喘，行水消肿

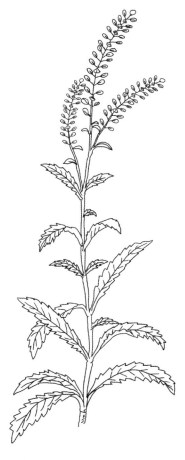

记忆：葶苈性味苦辛寒，膀胱和肺种子煎；
　　　痰壅喘息不得卧，悬饮一去乐开颜。

263 洋金花　yangjinhua

性味：辛，温。有毒
归经：肺、肝
功效：平喘止咳，解痉定痛

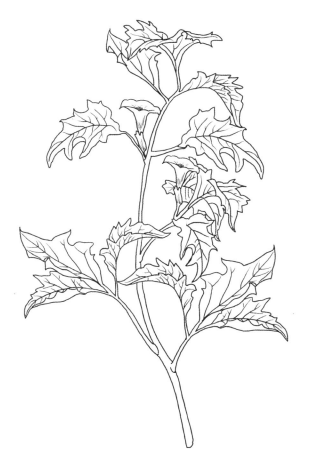

记忆：洋金花性辛温毒，归于肺经和肝经；
　　　麻醉镇痛麻沸散，平喘止咳癫痫惊。

264 白果　baiguo

性味：甘、苦、涩，平。有毒
归经：肺、肾
功效：敛肺定喘，收涩止带，缩尿，
　　　化痰

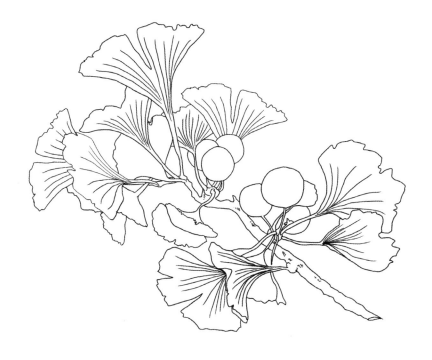

记忆：白果种子归肺肾，性甘苦涩有毒平；
　　　敛肺化痰能定喘，止带缩尿遗尿行。

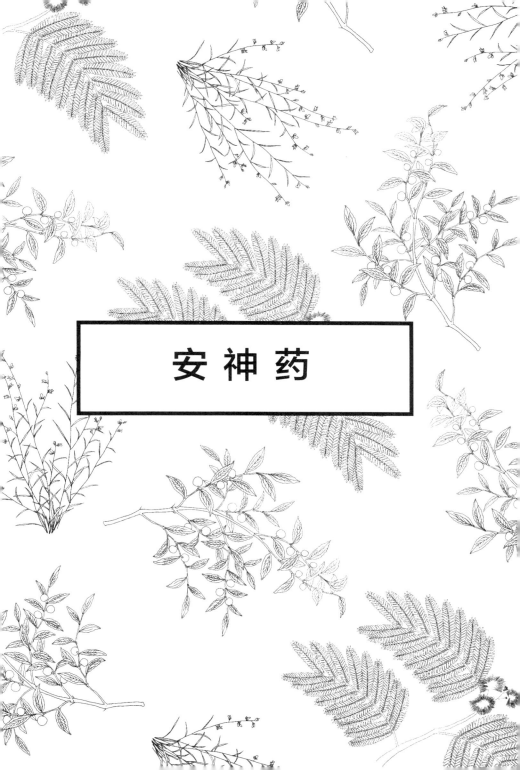

安 神 药

第一节
重镇安神药

安神朱砂与磁石，

琥珀龙骨与（龙）齿。

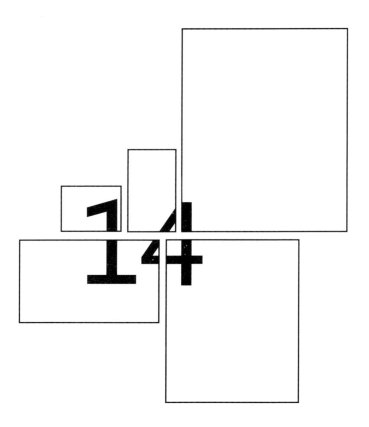

265 朱砂 zhusha

性味： 甘，微寒。有毒

归经： 心

功效： 清心镇惊，安神，明目，解毒

记忆：朱砂生用忌火煅，味甘微寒有汞毒；
归心清心镇惊悸，癫痫疮疡肿痛消。

266 磁石 cishi

性味： 咸，寒

归经： 心、肝、肾

功效： 镇惊安神，平肝潜阳，聪耳明目，
纳气平喘

记忆：磁石归经心肾肝，本草经中性咸寒；
镇静安神平阳潜，聪耳明目虚喘煎。

267 龙骨 longgu

性味： 甘、涩，平

归经： 心、肝、肾

功效： 镇惊安神，平肝潜阳，收敛固涩

记忆：龙骨性味甘涩平，心肝与肾本草经；
镇静安神平阳潜，收敛固涩久疮生。

268 琥珀 hupo

性味： 甘，平

归经： 心、肝、膀胱

功效： 镇惊安神，活血散瘀，利尿通淋

记忆：琥珀性味是甘平，归于心肝膀胱经；
不入煎剂忌火煅，安神活血利尿行。

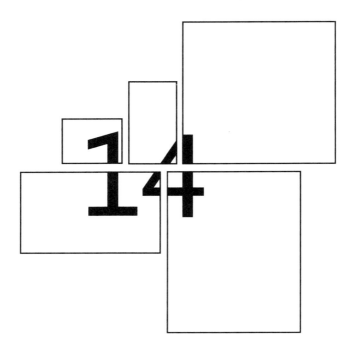

第二节
养心安神药

(酸)枣仁柏(子)仁与远志,
合欢(皮)首乌(藤)加灵芝。

269 酸枣仁　suanzaoren

性味：甘、酸，平
归经：肝、胆、心
功效：养心补肝，宁心安神，敛汗，生津

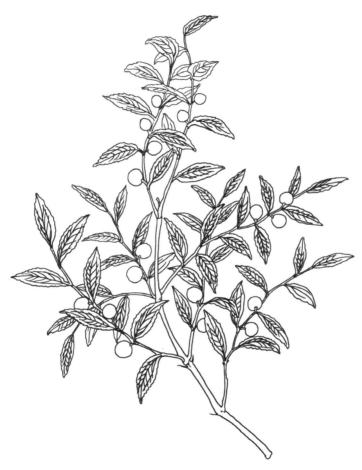

记忆：酸枣仁性甘平酸，归于心经和肝胆；
　　　安神能敛自盗汗，养心补肝治失眠。

270 柏子仁　baiziren

性味：甘，平
归经：心、肾、大肠
功效：养心安神，润肠通便，止汗

记忆：柏子仁性味甘平，归于心肾大肠经；
　　　养心安神失眠悸，润肠通便因含油。

271 灵芝　lingzhi

性味：甘，平
归经：心、肺、肝、肾
功效：补气安神，止咳平喘

记忆：灵芝真菌子实体，归于心肺肝肾经；
　　　止咳平喘虚劳证，甘平补气安肾功。

272 合欢皮　hehuanpi

性味：甘，平
归经：心、肝、肺
功效：解郁安神，活血消肿

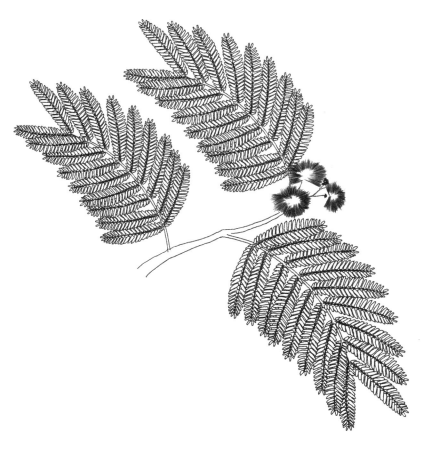

记忆：合欢解郁性甘平，归于心肺与肝经；
　　　心悸不宁愤忧怒，肺痈肿毒立可轻。

273 远志 *yuanzhi*

性味：苦、辛，温

归经：心、肾、肺

功效：安神益智，交通心肾，祛痰开窍，
消散痈肿

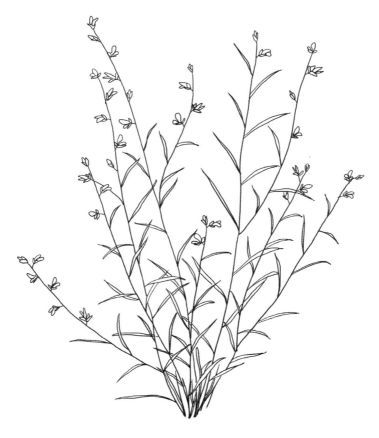

记忆：远志性味苦辛温，本草归经心肺肾；
安神益智失眠却，祛痰开窍痈肿消。

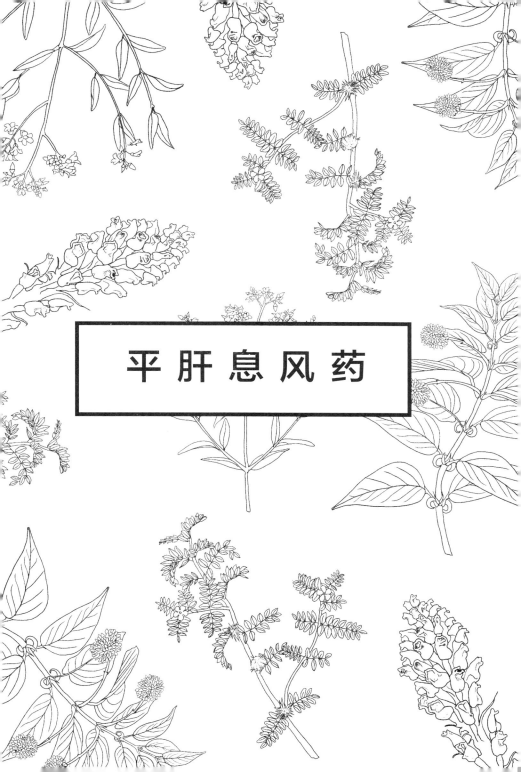

平肝息风药

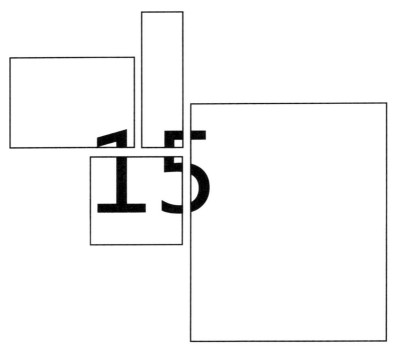

15

第一节
平抑肝阳药

（石）决明紫贝（齿）珍珠母，
牡蛎赭石蒺（藜）罗布（麻）。

274 石决明 shijueming

性味：咸，寒

归经：肝

功效：平肝潜阳，清肝明目

记忆：石决明是贝壳药，性味咸寒归肝经；
　　　肝阳上亢头目眩，目赤翳障昏眼清。

275 珍珠母 zhenzhumu

性味：咸，寒

归经：肝、心

功效：平肝潜阳，安神定惊，明目退翳

记忆：性味咸寒珍珠母，归经肝心能潜阳；
　　　定惊明目兼退翳，目赤头晕总能差。

276 牡蛎 muli

性味：咸，微寒

归经：肝、胆、肾

功效：潜阳补阴，重镇安神，软坚散结，收敛固涩，
　　　制酸止痛

记忆：牡蛎咸寒肝胆肾，打碎先煎本草经；
　　　重镇安神平肝阳，收敛固涩软散结。

277 代赭石 daizheshi

性味：苦，寒

归经：肝、心、肺、胃

功效：平肝潜阳，重镇降逆，凉血止血

记忆：代赭苦寒肝心肺，平肝潜阳胃宁晕；
　　　重镇降逆呕呃止，凉血止血崩漏停。

278 刺蒺藜　cijili

性味：辛、苦，微温。有小毒
归经：肝
功效：平肝解郁，活血祛风，明目，止痒

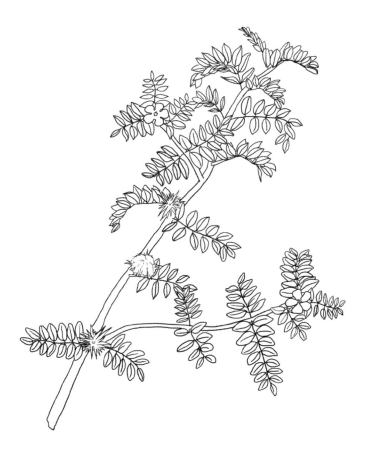

记忆：刺蒺辛苦温有毒，成熟果实行肝经；
　　　平肝解郁头不眩，祛风明目翳障清。

279 罗布麻叶　luobumaye

性味：甘、苦，凉。

归经：肝

功效：平肝安神，清热利水

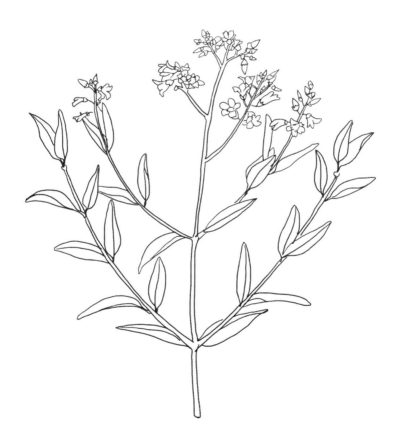

记忆：罗布麻叶经归肝，平肝安神头目眩；
　　　心悸性味甘苦凉，清热利尿水肿远。

第二节
息风止痉药

牛（黄）（羚）羊（角）（天）麻珍（珠）与钩藤，

地龙全蝎（僵）蚕蜈蚣。

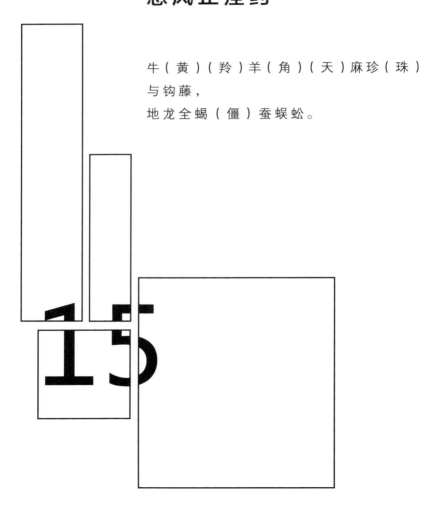

280 羚羊角　lingyangjiao

性味：咸，寒
归经：肝、心
功效：平肝息风，清肝明目，清热解毒

记忆：羚角咸寒归心肝，风动抽搐惊痫探；
　　　散血解毒兼明目，热毒发斑神昏痉。

281 牛黄　niuhuang

性味：苦，凉
归经：心、肝
功效：凉肝息风，清心豁痰，开窍醒神，
　　　清热解毒

记忆：牛黄归心肝凉甘，牛胆结石神农刊；
　　　醒神开窍热毒解，息风凉肝功效专。

282 珍珠　zhenzhu

性味：甘、咸，寒
归经：心、肝
功效：安神定惊，明目消翳，解毒生肌，
　　　润肤祛斑

记忆：珍珠咸甘寒心肝，安神定惊功效参；
　　　明目消翳能去障，解毒生肌疮疡敛。

283 钩藤　gouteng

性味：甘，凉
归经：肝、心包
功效：息风定惊，清热平肝

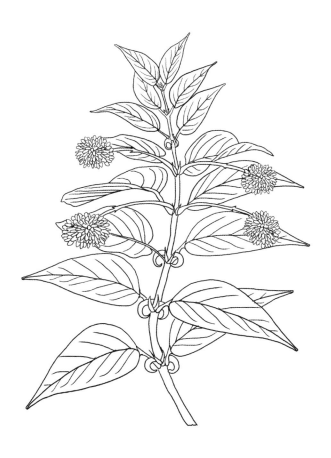

记忆：钩藤甘凉肝心包，头痛晕眩抽搐疗；
　　　清热平肝阳不亢，息风定惊神昏消。

284 天麻 tianma

性味：甘，平
归经：肝
功效：息风止痉，平抑肝阳，祛风通络

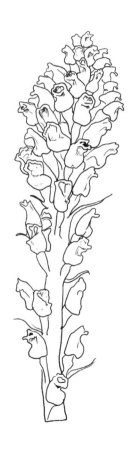

记忆：天麻甘平归肝经，本草经中用块茎；
　　　息风止痉肝阳抑，祛风通络痹证停。

285 地龙　dilong

性味：咸，寒

归经：肝、脾、膀胱

功效：清热定惊，通络，平喘，利尿

记忆：地龙蚯蚓性咸寒，肝脾膀胱归经全；
　　　清热定惊抽搐止，平喘利尿肺热宣。

286 全蝎　quanxie

性味：辛，平。有毒

归经：肝

功效：息风镇痉，通络止痛，攻毒散结

记忆：全蝎有毒性辛平，肝经息风止惊痉；
　　　攻毒散结疮疡退，风湿顽痹活络筋。

287 蜈蚣　wugong

性味：辛，温。有毒

归经：肝

功效：息风镇痉，通络止痛，攻毒散结

记忆：蜈蚣辛温及有毒，肝经息风止惊痉。
　　　攻毒散结通络痛，疮疡肿毒结核停。

288 僵蚕　jiangcan

性味：咸、辛，平

归经：肝、肺、胃

功效：息风止痉，祛风止痛，化痰散结

记忆：僵蚕辛咸平性味，肝肺胃经祛惊痫；
　　　目赤咽痛风中络，化痰散结总为先。

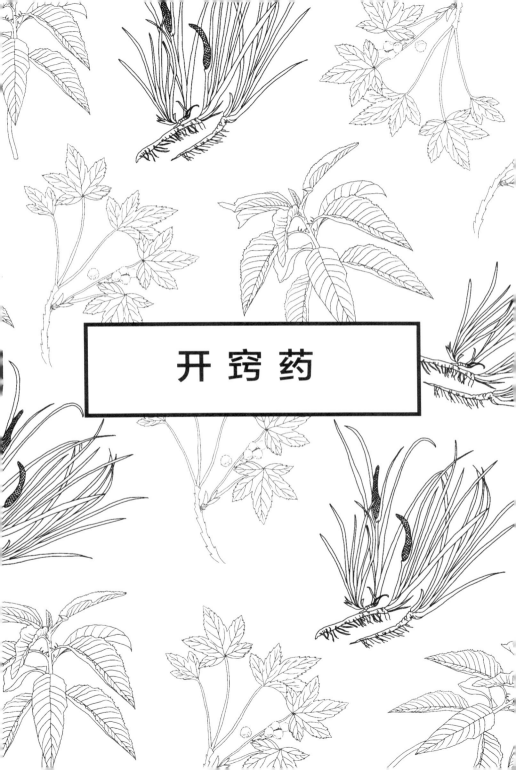

开窍药

16

开窍药

麝香苏合（香）安息香，
冰片蟾酥与石菖（蒲）。

289 麝香 shexiang

性味：辛，温

归经：心、脾

功效：开窍醒神，活血通经，消肿止痛

记忆：麝香辛温行心脾，神农本草经神闭；
　　　开窍醒神活血络，消肿止痛丸散宜。

290 冰片 bingpian

性味：辛、苦，微寒
归经：心、脾、肺
功效：开窍醒神，清热止痛

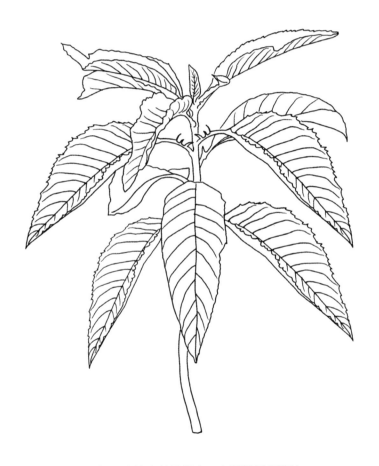

记忆：冰片辛苦及微寒，心脾肺经名梅片；
开窍醒神疗闭证，清热止痛疮疡敛。

291 苏合香 suhexiang

性味：辛，温

归经：心、脾

功效：开窍醒神，辟秽，止痛

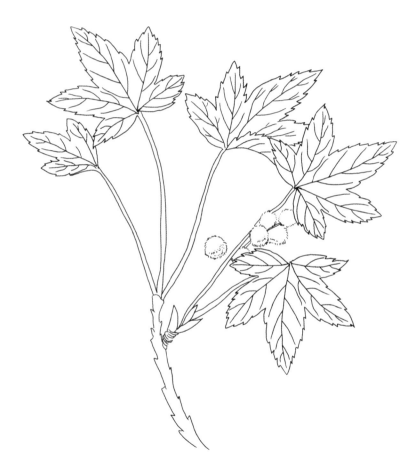

记忆：苏合香辛温心脾，辛香气烈辟秽浊；

不入煎剂入丸散，开窍醒神止痛著。

292 石菖蒲 shichangpu

性味：辛、苦，温
归经：心、胃
功效：开窍豁痰，醒神益智，化湿和胃，
　　　宁神

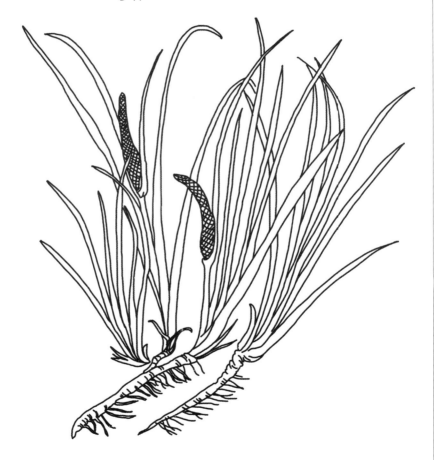

记忆：性苦辛温石菖蒲，心胃经药根茎入；
　　　开窍醒神宁益智，化湿和胃豁痰效。

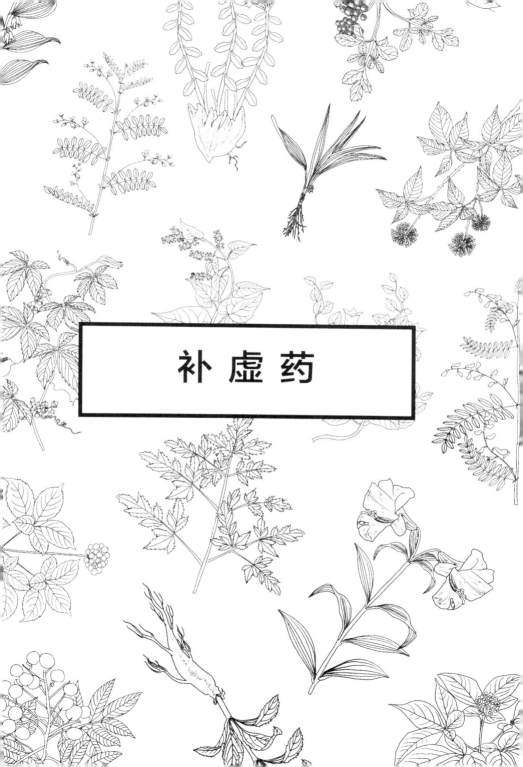

补 虚 药

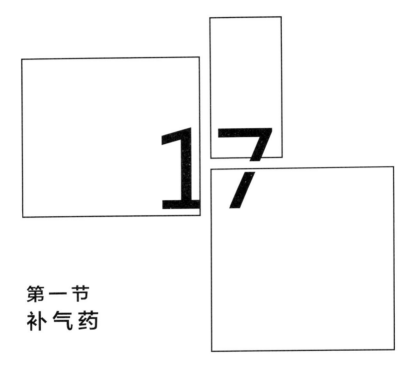

17

第一节
补气药

人参黄芪（白）术甘草，
白扁豆与（饴）糖（蜂）蜜（大）枣，
党参太子（参）西洋参，
（刺）五加红景（天）绞（股蓝）山药。

293 人参 renshen

性味：甘、微苦，微温
归经：脾、肺、心、肾
功效：大补元气，复脉固脱，补脾益肺，
　　　生津养血，安神益智

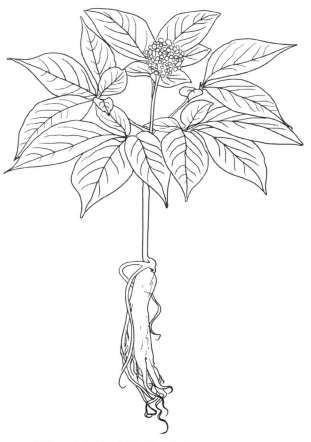

记忆：人参性平微苦甘，肺脾心肾大补元；
　　　益肺健脾生津液，安神益智功效全。

294 西洋参 xiyangshen

性味：甘、微苦，凉
归经：心、肺、肾、脾
功效：补气养阴，清热生津

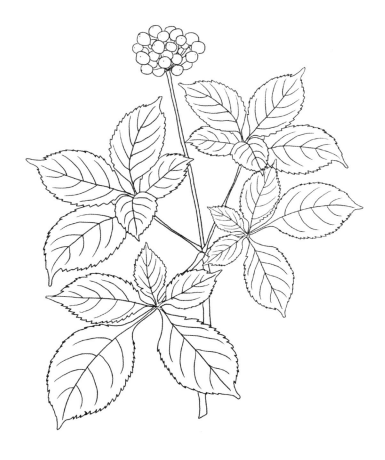

记忆：西洋参凉微苦甘，肺心肾脾消渴堪；
　　　补气养阴兼清火，不与藜芦一同伴。

295 党参 dangshen

性味：甘，平
归经：脾、肺
功效：补脾益肺，养血生津

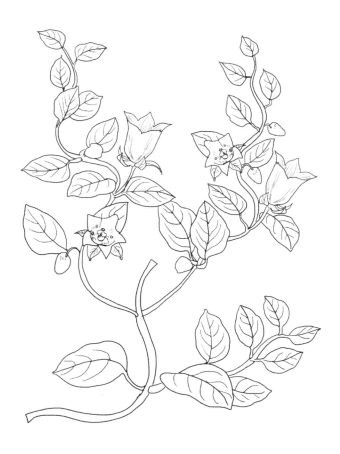

记忆：党参甘平脾肺经，养血生津常须用；
　　　气血两虚心怔悸，不与藜芦同方中。

296 太子参 taizishen

性味：甘、微苦，平
归经：脾、肺
功效：益气健脾，生津润肺

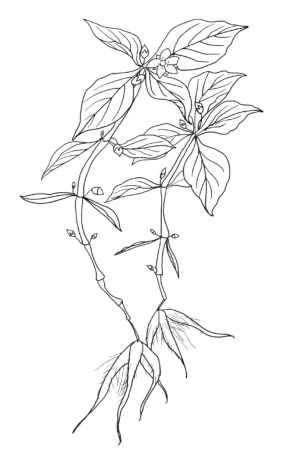

记忆：太子参平微苦甘，脾肺归经益气先；
　　　健脾生津能润肺，气阴两虚仔细辨。

297 黄芪 huangqi

性味：甘，微温

归经：脾、肺

功效：补气升阳，益卫固表，利水消肿，
　　　生津养血，行滞通痹，托毒排脓，
　　　敛疮生肌

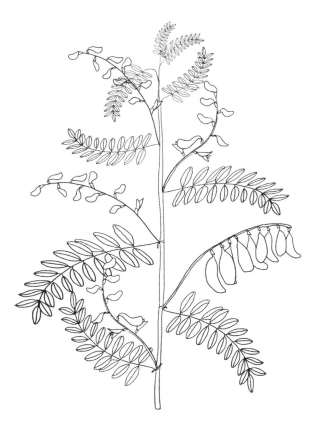

记忆：黄芪脾肺甘微温，神农经中益气神；
　　　健中升阳能排脓，利水固表托毒存。

298 白术　baizhu

性味：甘、苦，温

归经：脾、胃

功效：补气健脾，燥湿利水，止汗，
　　　安胎

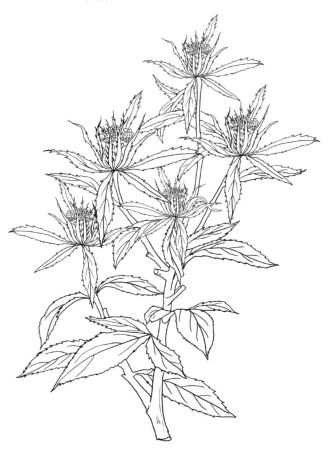

记忆：白术脾胃甘苦温，健脾补气疗效神；
　　　燥湿利尿兼止汗，脾虚胎动不安珍。

299 山药 shanyao

性味：甘，平
归经：脾、肺、肾
功效：益气养阴，补脾肺肾，涩精止带

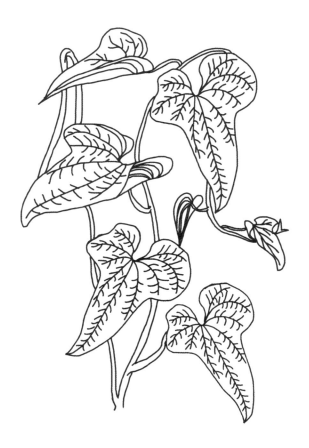

记忆：山药甘平脾肺肾，切记归经及怀药；
　　　补脾养胃生津液，益肺固肾涩精脱。

300 白扁豆　baibiandou

性味：甘，微温
归经：脾、胃
功效：健脾化湿，和中消暑

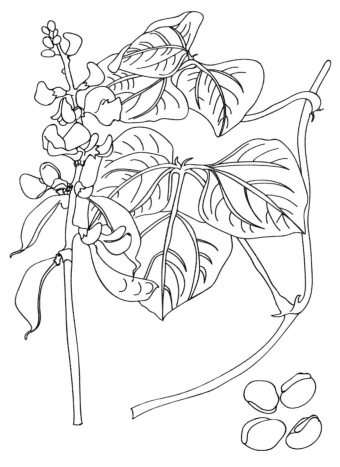

记忆：白扁豆归脾胃经，性甘微温化湿行；
　　　健脾和中治土弱，暑湿吐泻常应用。

301 甘草 gancao

性味：甘，平

归经：心、肺、脾、胃

功效：补脾益气，清热解毒，祛痰止咳，
　　　缓急止痛，调和诸药

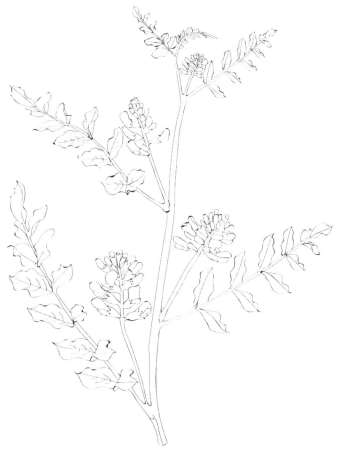

记忆：甘草心肺脾胃经，甘平补脾益气行；
　　　祛痰止咳缓急痛，清热解毒兼调中。

302 大枣　dazao

性味：甘，温
归经：脾、胃、心
功效：补中益气，养血安神

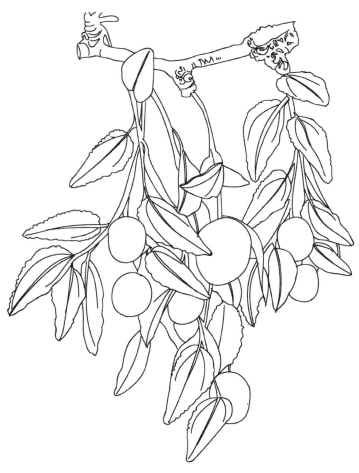

记忆：大枣甘温脾胃心，补中益气血安神；
　　　和解营卫生姜配，脏躁失眠最养心。

303 刺五加　ciwujia

性味：甘、微苦，温
归经：脾、肺、肾、心
功效：益气健脾，补肾安神

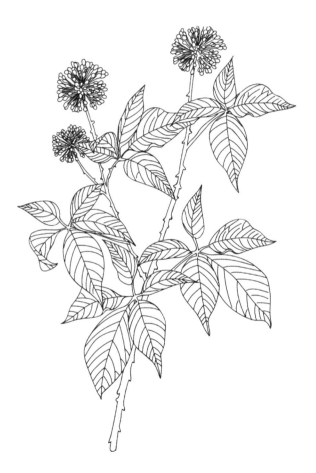

记忆：刺五加温微苦甘，益气健脾能平喘；
　　　归经脾肺心与肾，补肾安神功效堪。

304 绞股蓝 *jiaogulan*

性味：甘、苦，寒
归经：脾、肺
功效：益气健脾，化痰止咳，清热解毒

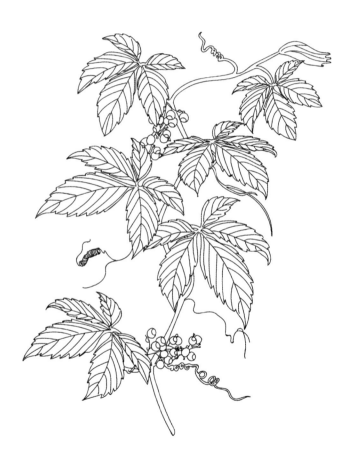

记忆：绞股蓝性苦甘寒，脾肺归经益气先；
　　　健脾化痰与止咳，清热解毒仅供参。

305 红景天 hongjingtian

性味：甘、苦，平
归经：肺、脾、心
功效：益气活血，通脉平喘，健脾，止咳

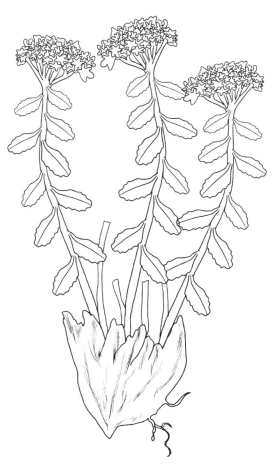

记忆：红景天为根茎药，甘苦平脾肺心经；
　　　健脾益气清肺络，止咳活血平喘灵。

306 沙棘 shaji

性味：甘、酸、涩，温
归经：脾、胃、肺、心
功效：健脾消食，止咳祛痰，活血散瘀

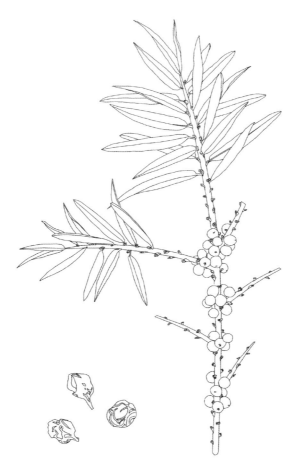

记忆：沙棘甘温酸果实，脾胃肺心为归经；
　　　健脾消食止咳痰，活血散瘀胸痹灵。

307 饴糖 yitang

性味：甘，温
归经：脾、胃、肺
功效：补中益气，缓急止痛，润肺止咳

记忆：饴糖甘温肺脾胃，补中益气祛中寒；
　　　缓急止痛暖脘腹，润肺止咳兼利咽。

308 蜂蜜 fengmi

性味：甘，平
归经：肺、脾、大肠
功效：补中，润燥，止痛，解毒；
　　　外用生肌敛疮

记忆：蜂蜜脾肺大肠经，甘平补中气虚用；
　　　润肠通便兼止痛，药食同源功效清。

第二节
补阳药

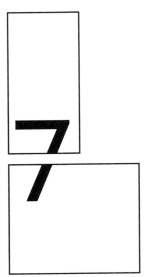

巴戟天鹿茸，
益智海狗肾，
仙茅补骨脂，
海马肉苁蓉，
锁阳淫羊藿，
紫河车冬虫（夏草），
菟丝（子）沙苑子，
蛤蚧续（断）杜仲，
阳起（石）韭菜子，
核（桃）仁（胡）芦巴共。

309 淫羊藿 yinyanghuo

性味：辛、甘，温
归经：肝、肾
功效：补肾壮阳，强筋骨，祛风湿

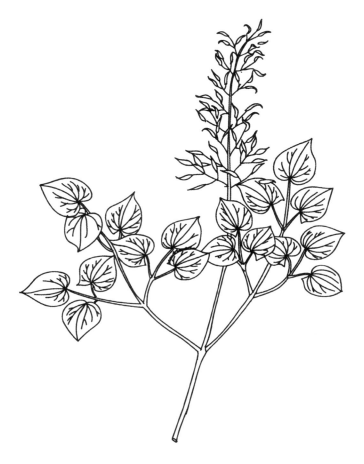

记忆：淫羊又名仙灵脾，性辛甘温走肝肾；
　　　补肾壮阳为灵药，祛风除湿痹证审。

310 巴戟天　bajitian

性味：甘、辛，微温
归经：肾、肝
功效：补肾阳，强筋骨，祛风湿

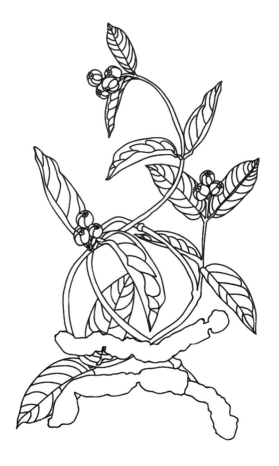

记忆：辛甘微温巴戟天，补肾助阳行于肝；
　　　祛风除湿根入药，风湿疼痛法当先。

311 仙茅 xianmao

性味：辛，热。有毒
归经：肾、肝、脾
功效：补肾阳，强筋骨，祛寒湿

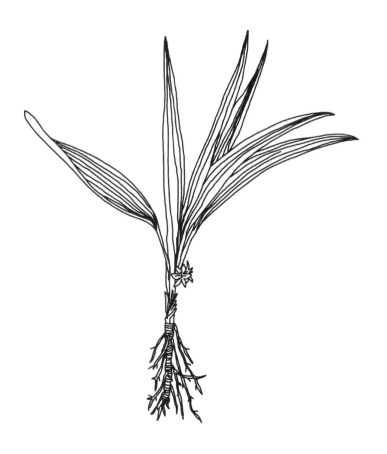

记忆：仙茅根茎辛热毒，肝肾温补壮阳主；
　　　祛寒除湿腰冷痛，命门火衰应宜服。

312 杜仲 duzhong

性味：甘，温
归经：肝、肾
功效：补肝肾，强筋骨，安胎

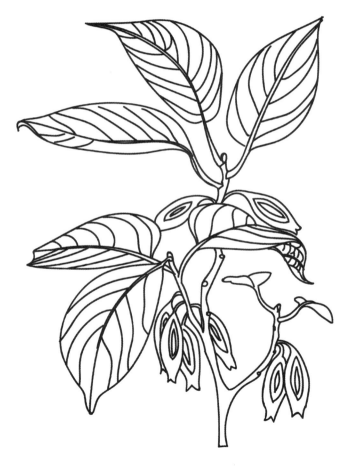

记忆：杜仲树皮性甘温，行于肝肾补肝肾；
　　　强壮筋骨疗腰痛，神农安胎功效神。

313 续断 xuduan

性味：苦、辛，微温

归经：肝、肾

功效：补肝肾，强筋骨，续折伤，
　　　止崩漏，安胎

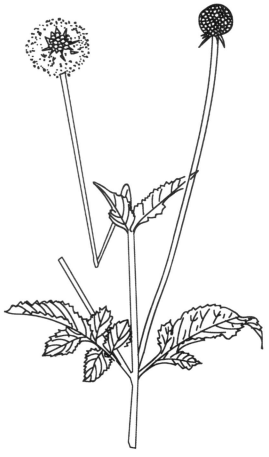

记忆：本经续断温疗伤，补益肝肾筋骨强；
　　　阳痿不举根入药，止血安胎崩漏恙。

314 肉苁蓉　roucongrong

性味：甘、咸，温
归经：肾、大肠
功效：补肾阳，益精血，润肠通便

记忆：性甘咸温肉苁蓉，神农肾肠肉质茎；
　　　补肾助阳治阳痿，润肠通便需记清。

315 锁阳　suoyang

性味：甘，温
归经：肝、肾、大肠
功效：补肾阳，益精血，润肠通便

记忆：锁阳行于肝肾肠，其性甘温补肾阳；
　　　药用部位肉质茎，润肠通便疗效扬。

316 补骨脂　buguzhi

性味：辛、苦，温

归经：肾、脾

功效：补肾壮阳，固精缩尿，纳气平喘，
温脾止泻；外用消风祛斑

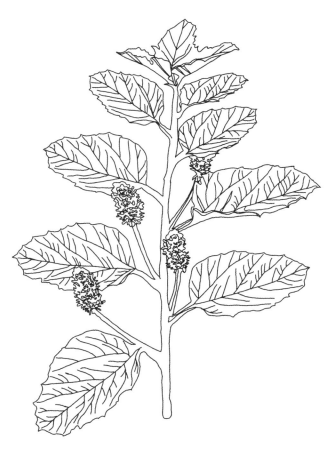

记忆：骨脂辛温苦脾肾，补肾壮阳暖腰膝；
固精缩尿兼止泻，纳气平喘效所及。

317 益智仁 yizhiren

性味：辛，温
归经：脾、肾
功效：暖肾固精缩尿，温脾止泻摄唾

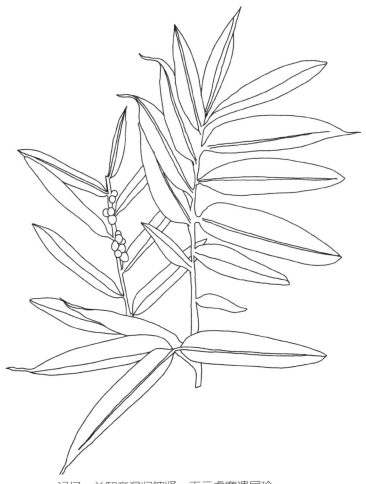

记忆：益智辛温归脾肾，下元虚寒遗尿珍；
　　　暖胃固精及缩尿，温脾止泻摄唾存。

318 菟丝子 tusizi

性味：辛、甘，平

归经：肝、肾、脾

功效：补益肝肾，固精缩尿，安胎，
明目，止泻；外用消风祛斑

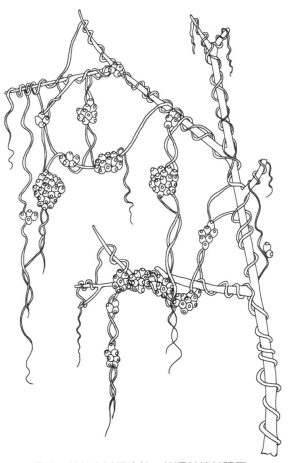

记忆：菟丝辛甘平偏补，补肾益精益肝目；
归于肾肝及行脾，胎动不安最宜服。

319 沙苑子 shayuanzi

性味：甘，温
归经：肝、肾
功效：补肾助阳，固精缩尿，养肝明目

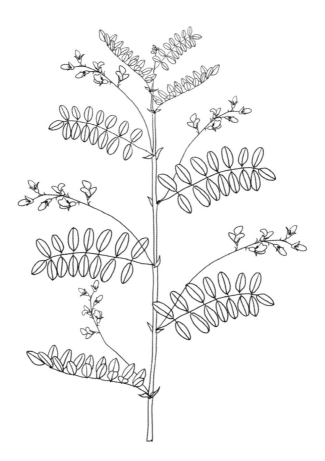

记忆：沙苑种子性甘温，归经肝肾补肝肾；
　　　肾虚腰痛阳痿遗，目暗不明养肝神。

320 蛤蚧　gejie

性味：咸，平

归经：肺、肾

功效：补肺益肾，纳气定喘，助阳益精

记忆：菟丝辛甘平偏补，补肾益精养肝目；
　　　归于肾肺及行脾，胎动不安最宜服。

321 冬虫夏草
dongchongxiacao

性味：甘，平

归经：肺、肾

功效：补肾益肺，止血化痰

记忆：虫草甘温行肺肾，补肾益肺止血痰；
　　　阳痿遗精腰酸软，虚咳劳嗽见血堪。

322 鹿茸　lurong

性味：甘、咸，温

归经：肾、肝

功效：补肾壮阳，益精血，强筋骨，
　　　调冲任，托疮毒

记忆：鹿茸甘咸温肝肾，补阳益精气血足；
　　　调理冲任强筋骨，脱毒敛疮法堪辅。

323 紫河车　ziheche

性味：甘、咸，温

归经：肺、肝、肾

功效：温肾补精，益气养血

记忆：紫河车为妇胎盘，性甘咸温肺肾肝；
　　　补肾益精气血养，阴虚火旺谨慎沾。

324 核桃仁　hetaoren

性味：甘，温
归经：肾、肺、大肠
功效：补肾，温肺，润肠通便

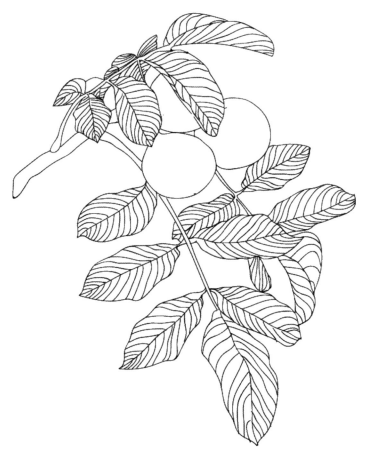

记忆：甘温之性核桃仁，温补上下治虚衰；
　　　肺肾大肠能通便，药食同源疗效揣。

17

第三节
补血药

当归熟地与何首（乌），
白芍阿胶龙眼肉。

325 当归 danggui

性味：甘、辛，温
归经：肝、心、脾
功效：补血活血，调经止痛，润肠通便

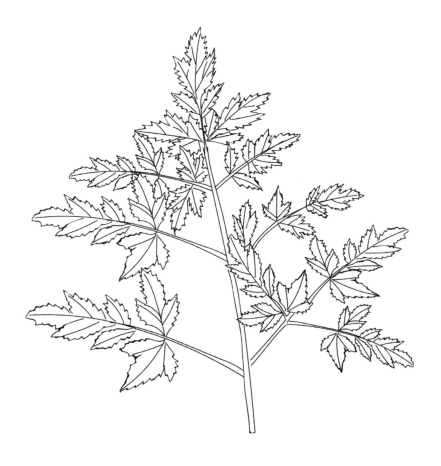

记忆：当归补血效如神，肝心脾性辛甘温；
　　　补血调经兼活血，润肠通便常被问。

326 熟地黄　shudihuang

性味：甘，微温
归经：肝、肾
功效：补血滋阴，益精填髓

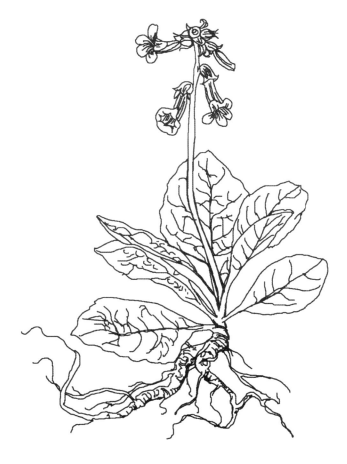

记忆：熟地甘温行肝肾，补血炒炭能止血；
　　　滋阴益精兼填髓，怀药还有山菊膝。

327 白芍　baishao

性味：苦、酸，微寒
归经：肝、脾
功效：养血调经，敛阴止汗，柔肝止痛，
　　　平抑肝阳

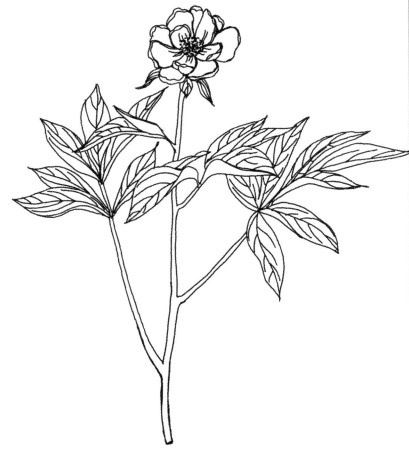

记忆：白芍苦酸偏微寒，肝脾归经养血堪；
　　　敛阴柔肝能止痛，平抑肝阳本经撰。

328 阿胶 ejiao

性味：甘，平
归经：肺、肝、肾
功效：补血，止血，滋阴润燥

记忆：阿胶见于本草经，甘平肝肾肺经行；
　　　补血滋阴是良药，润燥止血烊化用。

329 何首乌 heshouwu

性味：苦、甘、涩，微温

归经：肝、心、肾

功效：制用：补肝肾，益精血，乌须发，强筋骨，化浊降脂。

　　　　生用：解毒，消痈，截疟，润肠通便

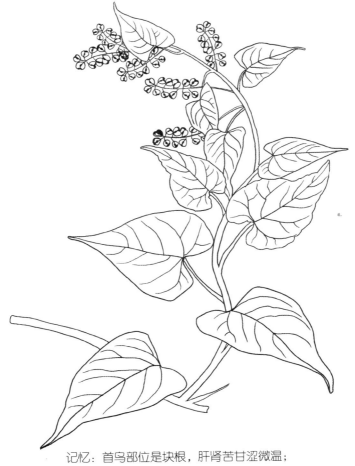

记忆：首乌部位是块根，肝肾苦甘涩微温；
　　　生用解毒疟润便，黑豆制后补血闻。

330 龙眼肉　longyanrou

性味：甘，温
归经：心、脾
功效：补益心脾，养血安神

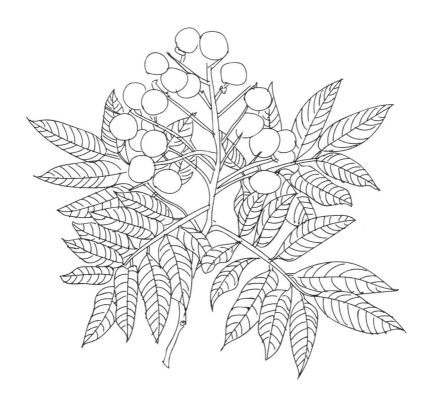

记忆：龙眼肉是假种皮，性味甘温补心脾；
　　　思虑过度怔忡悸，失眠健忘总相宜。

第四节
补阴药

麦冬天冬南（沙参）北沙（参），

百合石斛龟（甲）鳖甲，

玉竹黄精桑椹明（党参），

枸杞（子）（墨）旱莲女贞（子）（黑芝）麻。

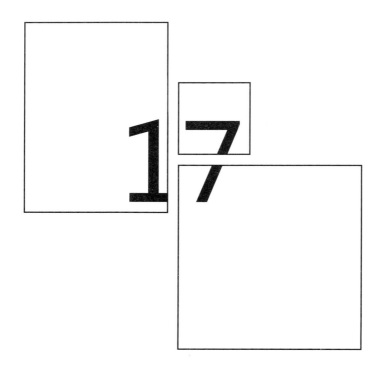

331 北沙参 beishashen

性味：甘、微苦，微寒
归经：肺、胃
功效：养阴清肺，益胃生津

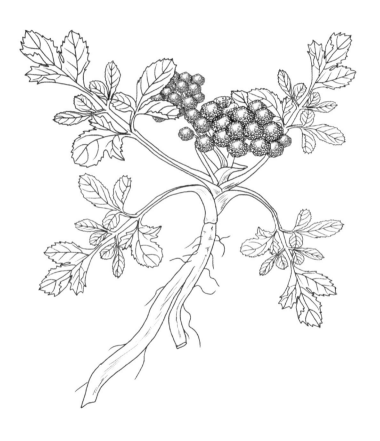

记忆：北沙参甘微苦寒，滋养肺胃阴虚专；
阴虚燥热口干渴，切记不与藜芦伴。

332 南沙参　nanshashen

性味：甘，微寒
归经：肺、胃
功效：养阴清肺，益胃生津，化痰，益气

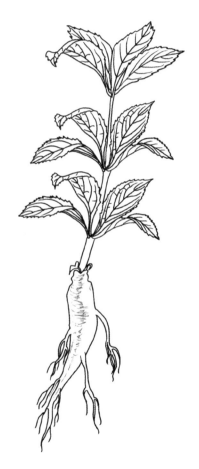

记忆：南沙参甘寒肺胃，养阴生津反藜芦；
　　　益气化痰燥痰用，神农本草经中录。

333 百合 baihe

性味：甘，微寒
归经：心、肺
功效：养阴润肺，清心安神

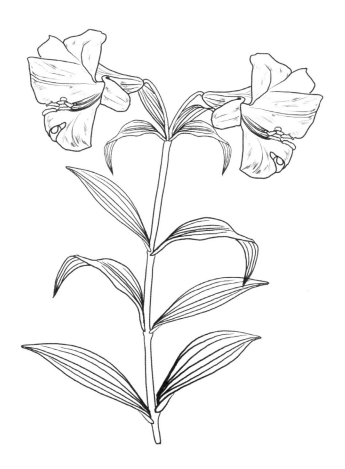

记忆：百合润肺肺心经，其性甘寒养阴配；
清心除烦能安神，花类入药此功随。

334 麦冬 maidong

性味：甘、微苦，微寒
归经：心、肺、胃
功效：养阴润肺，益胃生津，清心除烦

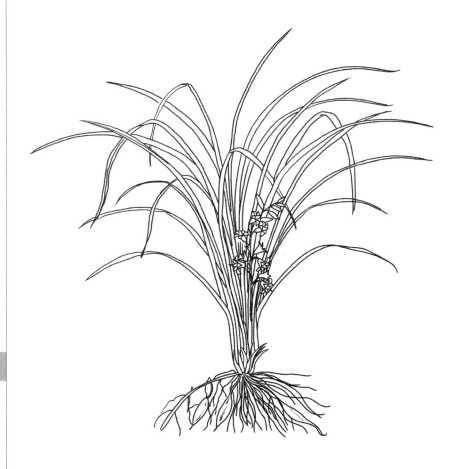

记忆：麦冬天冬同出处，偏于清心是区别；
　　　归于肺胃和心经，除烦安神不要缺。

335 天冬 tiandong

性味：甘、苦，寒
归经：肺、肾
功效：养阴润燥，清肺生津

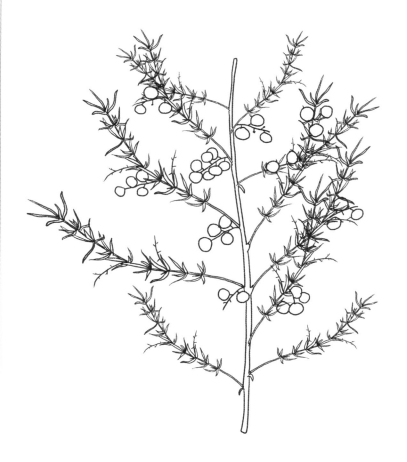

记忆：天冬块根本草经。寒苦甘归肺肾行；
养阴润燥清虚热，生津止渴切记用。

336 石斛　shihu

性味：甘，微寒

归经：胃、肾

功效：益胃生津，滋阴清热

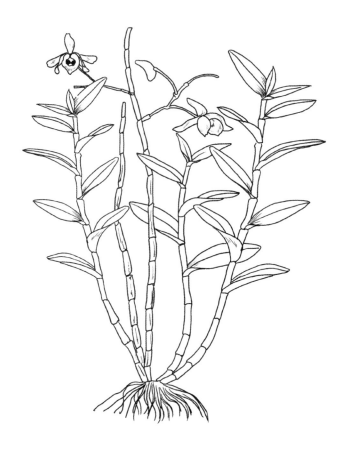

记忆：石斛药用为其茎，性甘微寒胃肾经；
　　　阴虚热病伤津证，滋阴清热疗效应。

337 玉竹 yuzhu

性味：甘，微寒
归经：肺、胃
功效：养阴润燥，生津止渴

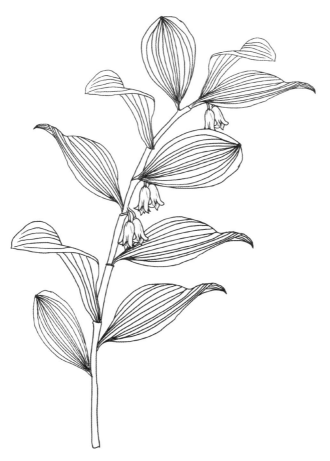

记忆：玉竹甘寒根入药，肺胃阴虚离不了；
生津止渴常备用，养阴润燥功效好。

338 黄精 huangjing

性味：甘，平
归经：脾、肺、肾
功效：补气养阴，健脾，润肺，益肾

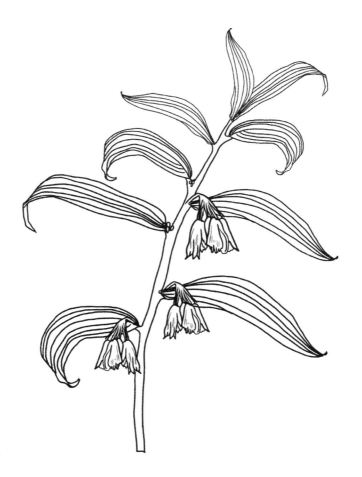

记忆：黄精甘平根入药，气阴双补肺肾脾；
　　　补气养阴善健中，润肺益肾功效奇。

339 枸杞子 gouqizi

性味：甘，平

归经：肝、肾

功效：滋补肝肾，益精明目

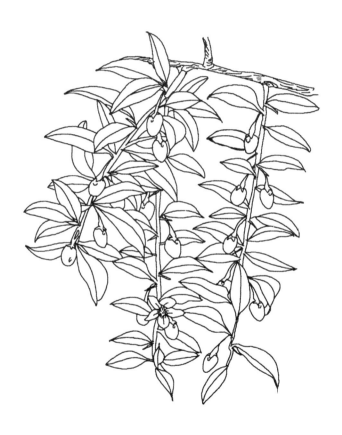

记忆：枸杞性甘平肝肾，神农本草经中载；
　　　养阴益精能明目，滋补阴液治早衰。

340 墨旱莲 mohanlian

性味：甘、酸，寒
归经：肾、肝
功效：滋补肝肾，凉血止血

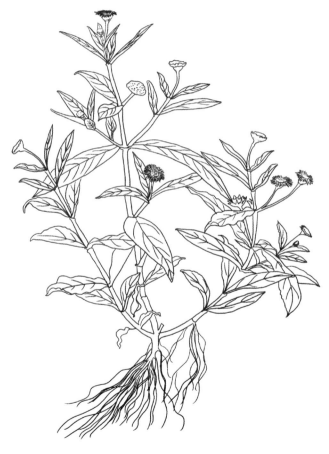

记忆：墨莲酸甘其性寒，归于肝肾补肾肝；
　　　阴虚血热失血证，凉血止血其效专。

341 女贞子 nǚzhenzi

性味：甘、苦，凉
归经：肝、肾
功效：滋补肝肾，明目乌发

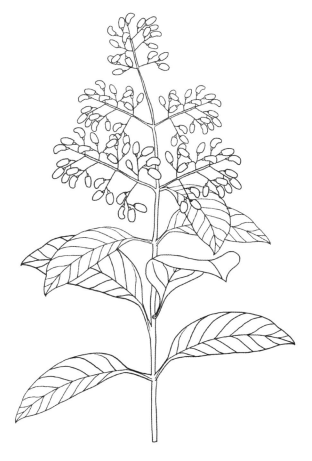

记忆：女贞果实现神农，甘苦性凉肝肾通；
　　　善于滋补阴虚证，乌发明目法堪功。

342 桑椹 sangshen

性味：甘、酸，寒
归经：心、肝、肾
功效：滋阴补血，生津润燥

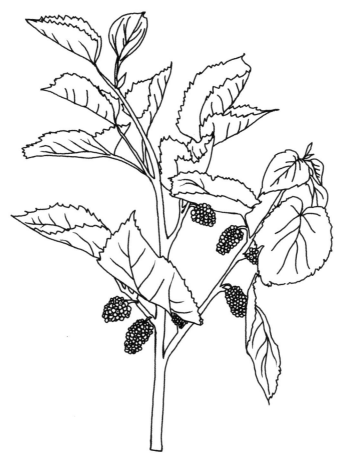

记忆：桑椹酸甘及性寒，归心肝肾果穗干；
　　　滋阴补血阴虚证，消渴生津润燥堪。

343 龟甲 guijia

性味：咸、甘，微寒

归经：肝、肾、心

功效：滋阴潜阳，益肾强骨，养血补心，
固经止崩

记忆：龟甲性咸甘微寒，滋阴潜阳肝肾心；
益肾健骨囟不闭，养血补心惊悸眠。

344 鳖甲 biejia

性味：咸，微寒

归经：肝、肾

功效：滋阴潜阳，退热除蒸，软坚散结

记忆：鳖甲肝肾咸微寒，滋阴潜阳浮阳潜；
退热除蒸骨蒸退，软坚散结癥瘕散。

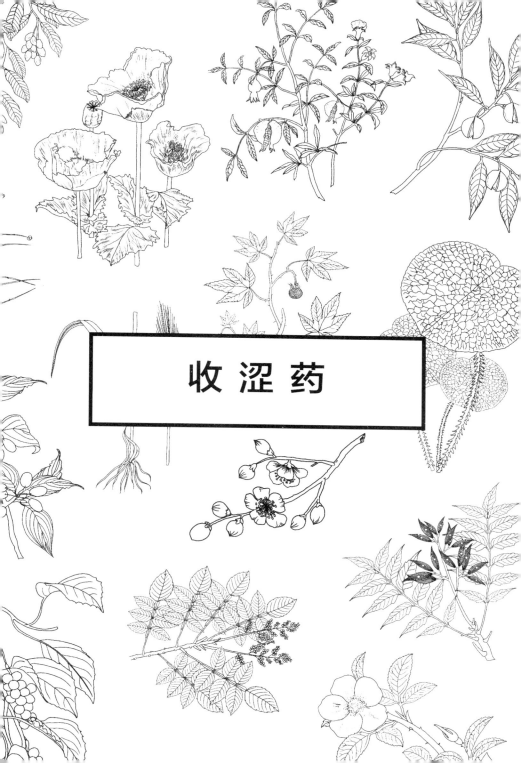

收涩药

18

第一节
固表止汗药

止汗麻黄根，

（浮）小麦糯稻根（须）。

345 麻黄根 mahuanggen

性味：甘、涩，平
归经：心、肺
功效：固表止汗

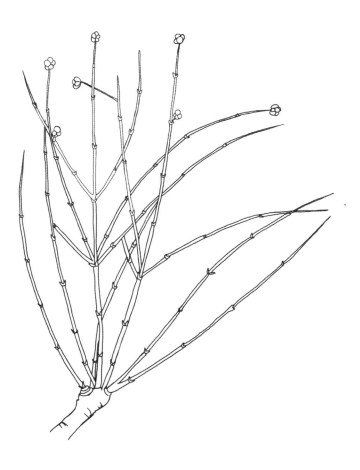

记忆：牡蛎散中麻黄根，行肺心性甘涩平；
　　　此方兼用浮小麦，自汗盗汗总能行。

346 浮小麦 fuxiaomai

性味：甘，凉
归经：心
功效：固表止汗，益气，除热

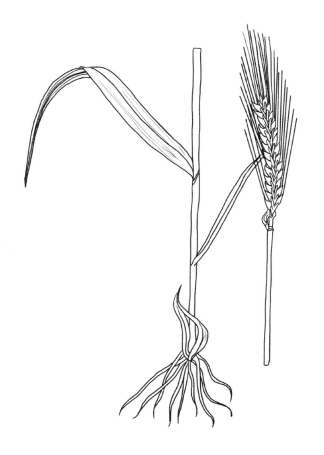

记忆：止汗常用浮小麦，其性甘凉归于心；
固表能止自盗汗，骨蒸劳热益气阴。

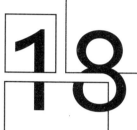

18

第二节
敛肺涩肠药

敛肺涩肠用五味（子），
诃子罂粟（壳）与乌梅，
石榴皮与赤石脂，
肉（豆）蔻（禹）余粮与五倍（子）。

347 五味子　wuweizi

性味：酸、甘，温
归经：肺、心、肾
功效：收敛固涩，益气生津，补肾宁心

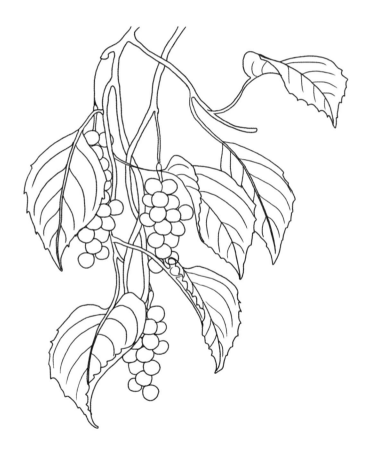

记忆：五味性酸甘及温，归经肺心肾牢记；
　　　补肾宁心自盗汗，收敛固涩气津益。

348 五倍子   wubeizi

性味：酸、涩，寒
归经：肺、大肠、肾
功效：敛肺降火，涩肠止泻，敛汗，
　　　固精止遗，止血，收湿敛疮

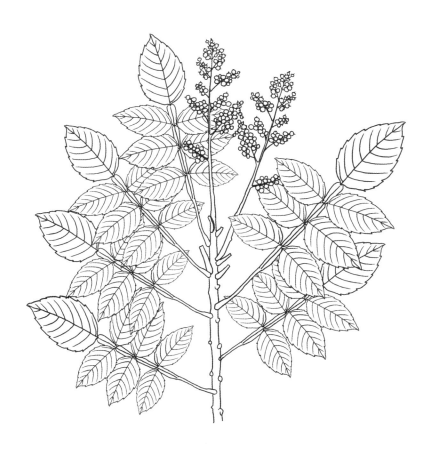

记忆：五倍虫瘿涩酸寒，肺肾大肠能止汗；
　　　敛肺止咳还止血，收湿敛疮止遗泻。

349 乌梅　wumei

性味：酸、涩，平

归经：肝、脾、肺、大肠

功效：敛肺，涩肠，生津，安蛔，止痛，
　　　止渴

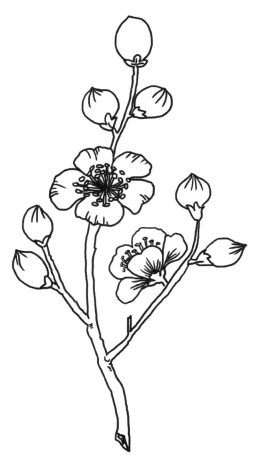

记忆：乌梅肝脾肺大肠，性平酸涩不能忘；
　　　安蛔止咳收肠泻，忘梅止渴生津良。

350 罂粟壳 yingsuqiao

性味：酸、涩，平。有毒
归经：肺、大肠、肾
功效：敛肺，涩肠，止痛

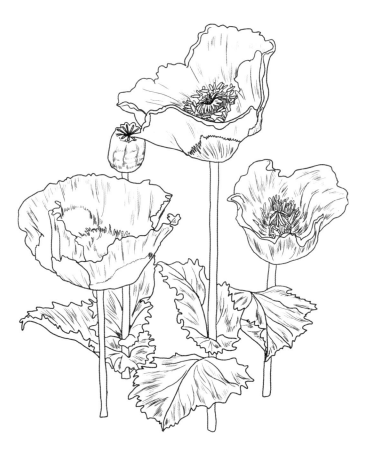

记忆：罂粟有毒平酸涩，肺肾大肠是归经；
　　　敛肺止咳止泻好，止痛吗啡少量行。

351 诃子 hezi

性味：苦、酸、涩，平
归经：肺、大肠
功效：涩肠止泻，敛肺止咳，降火利咽

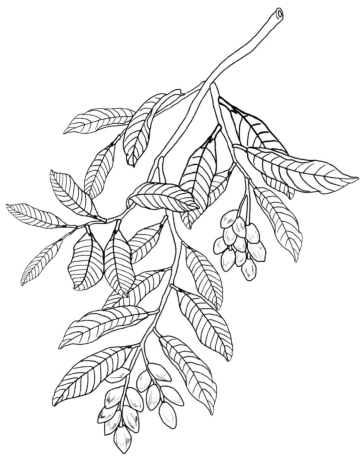

记忆：诃子苦酸及涩平，归于肺和大肠经；
　　　敛肺涩肠止咳泻，利咽降火功效行。

352 石榴皮　shiliupi

性味：酸、涩，温
归经：大肠
功效：涩肠止泻，止血，驱虫

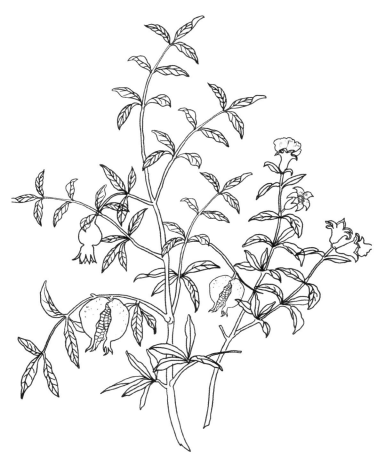

记忆：酸涩性温石榴皮，归于大肠能止泻；
　　　杀虫腹痛蛔蛲绦，收敛能止便崩血。

353 肉豆蔻　roudoukou

性味：辛，温
归经：脾、胃、大肠
功效：温中行气，涩肠止泻

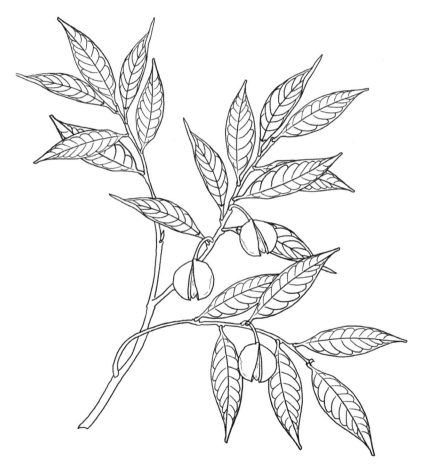

记忆：肉蔻药用是种仁，脾大肠胃性辛温；
　　　涩肠止泻疗冷痢，温中行气湿热禁。

354 赤石脂　chishizhi

性味：甘、酸，涩，温
归经：大肠、胃
功效：涩肠止泻，收敛止血，生肌敛疮

记忆：赤石能够涩大肠，收敛止血敛生疮；
　　　性甘涩温大肠胃，湿热泻痢谨慎放。

355 禹余粮　yuyuliang

性味：甘、涩，微寒
归经：胃、大肠
功效：涩肠止泻，收敛止血，止带

记忆：神农本草禹余粮，性甘涩平行于胃；
　　　收敛能止泻带血，其为矿物氧化铁。

第三节
固精缩尿止带药

固精缩尿止带药，
山茱萸与桑螵蛸，
覆盆子与金樱子，
莲子芡实海螵蛸。

18

356 山茱萸 shanzhuyu

性味：酸、涩，微温
归经：肝、肾
功效：补益肝肾，收涩固脱

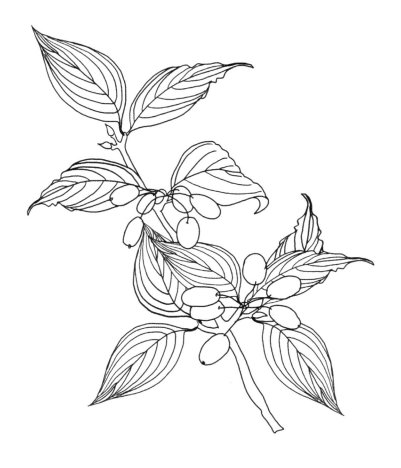

记忆：山萸酸涩及微温，行于肝肾补肝肾；
　　　收涩固脱需牢记，六味地黄用如神。

357 覆盆子　fupenzi

性味：甘、酸，温
归经：肝、肾、膀胱
功效：益肾固精缩尿，养肝明目

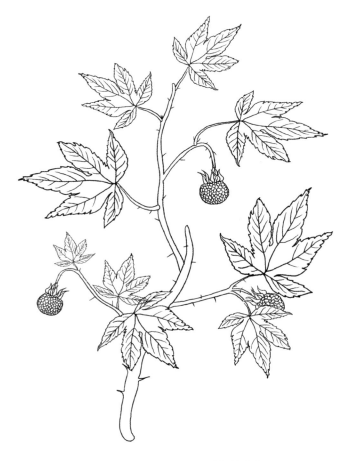

记忆：覆盆果实未成熟，行与肝肾酸甘温；
　　　补益肝肾能固精，止遗缩尿能明目。

358 桑螵蛸　sangpiaoxiao

性味：甘、咸，平
归经：肝、肾
功效：固精缩尿，补肾助阳

记忆：桑螵蛸刀螂卵鞘，味甘性平咸肝肾；
　　　固精缩尿止遗滑，补肾助阳止泻痢。

359 海螵蛸　haipiaoxiao

性味：咸、涩，温
归经：脾、肾
功效：收敛止血，涩精止带，制酸止痛，
　　　收湿敛疮

记忆：海螵乌贼内壳用，咸涩微温肝肾经；
　　　涩精止带收敛血，制酸止痛收湿疮。

360 莲子　lianzi

性味：甘、涩，平
归经：脾、肾、心
功效：补脾止泻，止带，益肾涩精，养心安神

记忆：莲子本经甘涩平，归于心脾及肾经；
　　　涩精健脾能止带，益肾养心功效清。

361 芡实 qianshi

性味：甘、涩，平
归经：脾、肾
功效：益肾固精，补脾止泻，除湿止带

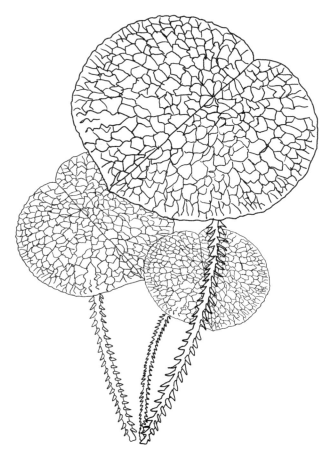

记忆：芡实种仁平甘涩，益肾固精脾肾行；
　　　补脾除湿止泻带，见于神农本草经。

362 金樱子　jinyingzi

性味：酸、甘，涩，平
归经：肾、膀胱、大肠
功效：固精缩尿，固崩止带，涩肠止泻

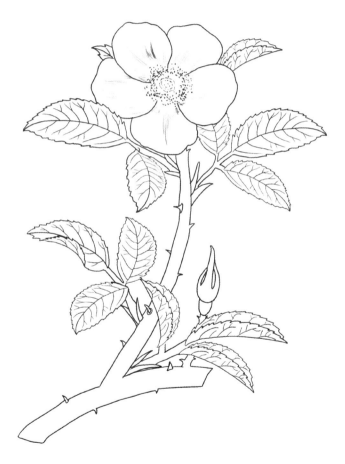

记忆：金樱子酸甘涩平，膀胱肾与大肠经；
　　　涩肠止泻缩尿带，遗精滑精遗尿频。

363 椿皮 chunpi

性味：苦、涩，寒
归经：大肠、胃、肝
功效：清热燥湿，收涩止带，止泻，止血

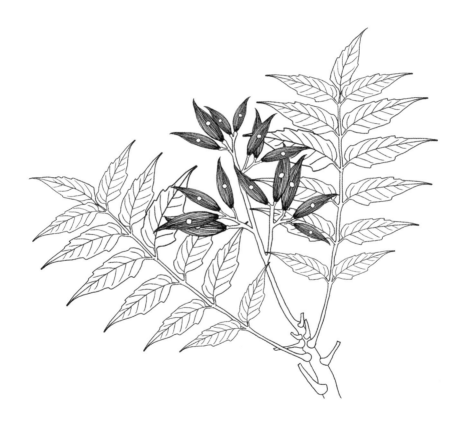

记忆：椿皮苦涩及性寒，归于经脉大肠肝；
　　　久泻久痢赤白带，崩漏便血服可堪。

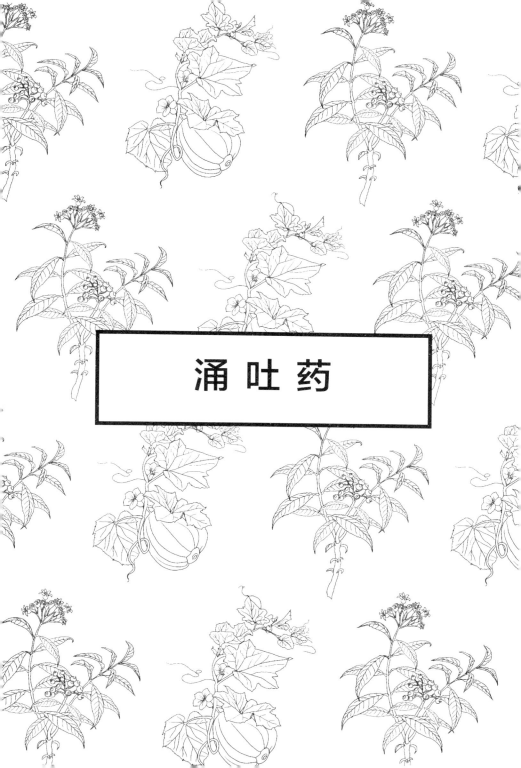

涌 吐 药

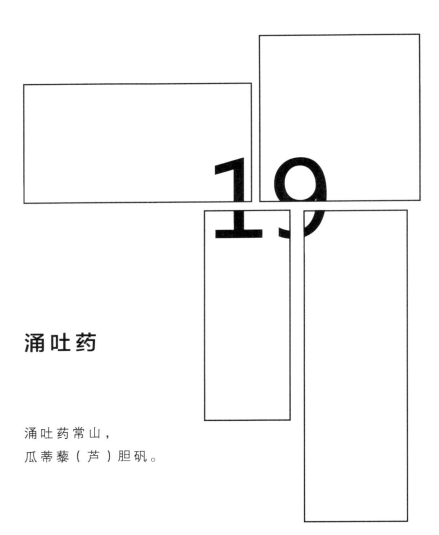

19

涌吐药

涌吐药常山，
瓜蒂藜（芦）胆矾。

364 常山 changshan

性味：苦、辛，寒。有毒
归经：肺、肝、心
功效：涌吐痰涎，截疟

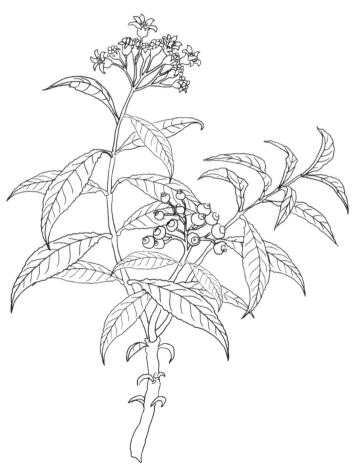

记忆：常山截疟涌痰涎，辛苦性寒肺心肝；
　　　有毒牢记根入药，神农本草经中现。

365 甜瓜蒂　tianguadi

性味：苦，寒。有毒
归经：胃、胆
功效：涌吐痰食，祛湿退黄

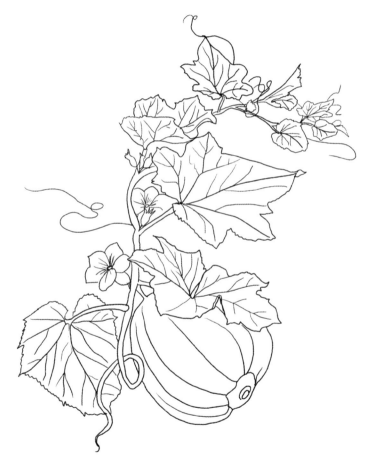

记忆：瓜蒂有毒苦性寒，涌吐痰食胃得安；
　　　湿热黄疸记得用，祛湿退黄功效偏。

366 胆矾 danfan

性味：酸、辛，寒。有毒
归经：肝、胆
功效：涌吐痰涎，解毒收湿，祛腐蚀疮

记忆：胆矾有毒辛酸寒，归经肝胆涌痰涎；
　　　解毒收湿蚀疮腐，本草经中首次现。

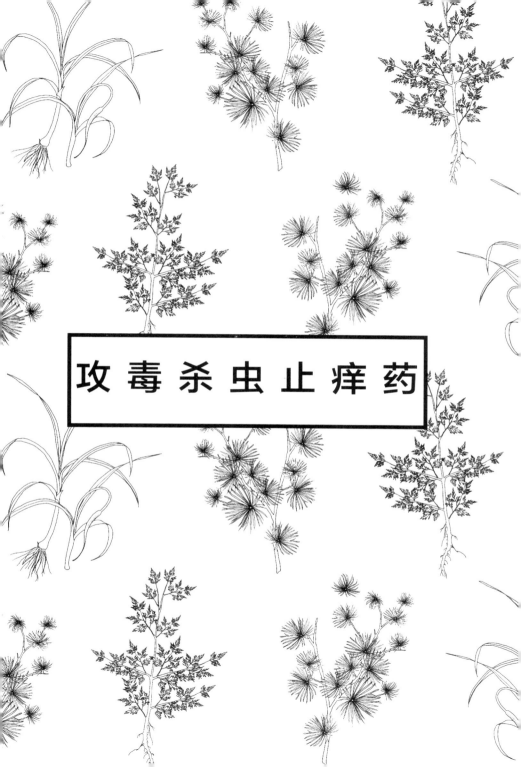

攻毒杀虫止痒药

攻毒杀虫止痒药

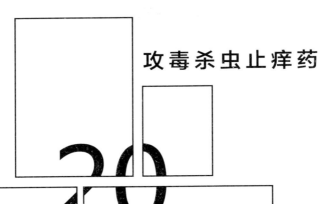

白矾大蒜与雄黄，
樟脑木鳖子蜂房，
土荆皮与木槿皮，
硫黄蟾酥与蛇床（子）。

367 雄黄 xionghuang

性味：辛，温。有毒
归经：肝、大肠
功效：解毒杀虫，燥湿祛痰，截疟

记忆：雄黄有毒忌火煅，肝大肠经性辛温；
　　　本草经中始记载，解毒杀虫有砷存。

368 硫黄 liuhuang

性味：酸，温。有毒
归经：肾、大肠
功效：外用解毒疗疮，杀虫止痒；
　　　内服补火助阳通便

记忆：硫黄味酸温有毒，偏走肾与大肠经；
　　　外用解毒虫疗癣，内服补火通便行。

369 白矾 baifan

性味：酸、涩，寒
归经：肺、脾、肝、大肠
功效：外用解毒杀虫，燥湿止痒；内服止血止泻，
　　　祛除风痰

记忆：白矾味涩酸性寒，肺脾大肠行于肝；
　　　外用解毒燥湿痒，内服止血泻化痰。

370 蛇床子 shechuangzi

性味：辛、苦，温。有小毒
归经：肾
功效：燥湿祛风，杀虫止痒，温肾壮阳

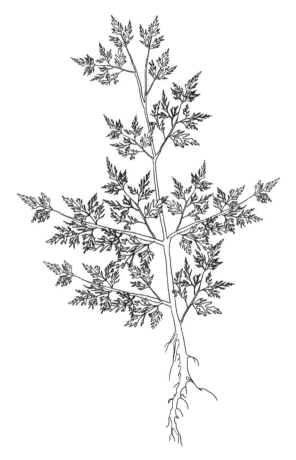

记忆：蛇床子是毒果实，性温辛苦肾经归；
　　　杀虫止痒风湿燥，温肾壮阳治阳痿。

371 蟾酥 chansu

性味：辛，温。有毒
归经：心
功效：解毒，止痛，开窍醒神

记忆：蟾酥辛温偏走心，以毒攻毒止痛真；
　　　耳后皮腺白浆液，记得用量开窍神。

372 土荆皮 tujingpi

性味：辛，温。有毒
归经：肺、脾
功效：杀虫，疗癣，止痒

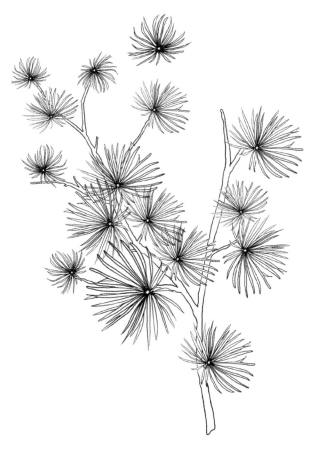

记忆：土荆根皮入于药，辛温有毒脾肺经；
　　　杀虫止痒疗体癣，湿疹皮炎力能赢。

373 大蒜 dasuan

性味：辛，温
归经：脾、胃、肺
功效：解毒消肿，杀虫，止痢

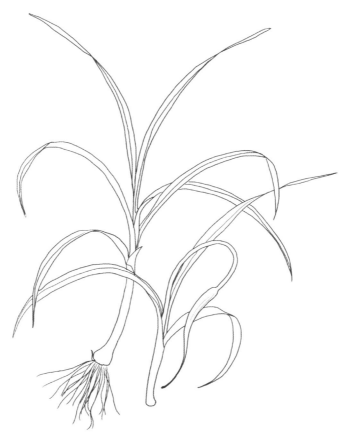

记忆：大蒜辛温肺脾胃，解毒能杀钩蛲虫；
　　　能疗疔毒兼消肿，温针灸中常被用。

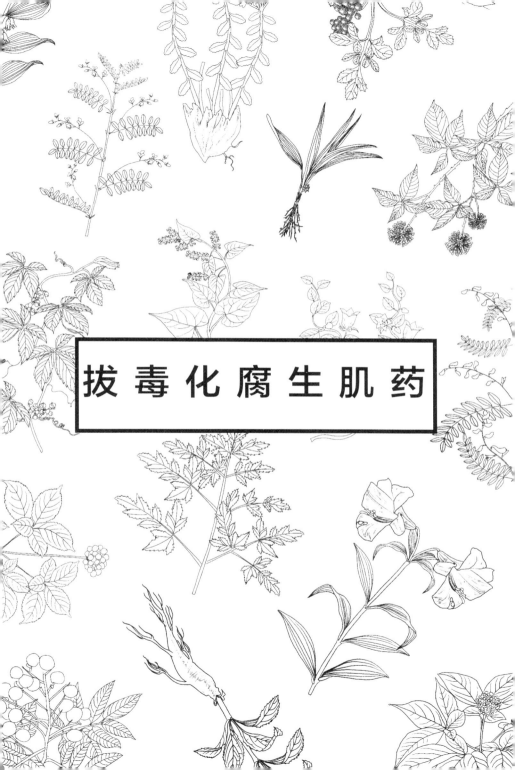

拔毒化腐生肌药

拔毒化腐生肌药

轻粉砒石升（药），

　铅丹炉（甘石）硼砂。

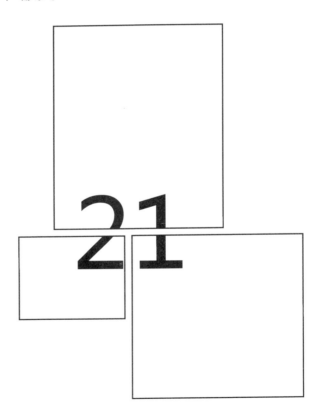

374 升药　shengyao

性味：辛，热。有大毒
归经：肺、脾
功效：拔毒，除脓，去腐，生肌

记忆：升药辛热有大毒，切记其中含有汞；
　　　脓出不畅腐不去，拔毒去腐肺脾行。

375 轻粉　qingfen

性味：辛，寒。有毒
归经：大肠、小肠
功效：外用杀虫，攻毒，敛疮；内服祛痰消积，
　　　逐水通便

记忆：轻粉辛寒含有汞，有毒归于二肠经；
　　　外用攻毒杀虫疮，内服逐水通便强。

376 砒石　pishi

性味：辛，大热。有大毒
归经：肺、脾、肝
功效：外用攻毒杀虫，蚀疮去腐；内服劫痰平喘，
　　　攻毒抑癌，截疟

记忆：砒石辛热有大毒，实则砒霜肺肝经；
　　　外用攻毒蚀疮腐，内服截虐痰喘平。

377 铅丹 qiandan

性味：辛、咸，微寒。有毒
归经：心、脾、肝
功效：外用拔毒生肌，杀虫止痒；内服坠痰镇惊

记忆：铅丹辛咸寒心肝，杀虫止痒脾非凡；
　　　拔毒生肌能化腐，惊痫癫狂往这看。

378 炉甘石 luganshi

性味：甘，平
归经：肝、胃
功效：解毒明目退翳，收湿止痒敛疮

记忆：炉甘甘平行肝胃，解毒明目兼退翳；
　　　收湿止痒能敛疮，无毒一般不内服。

379 硼砂 pengsha

性味：甘，咸，凉
归经：肺、胃
功效：外用清热解毒，内服清肺化痰

记忆：硼砂性味甘咸凉，归经肺胃舌生疮；
　　　外用清热解毒药，内服咳嗽痰热消。

参考文献

[1] 高学敏. 中药学 [M]. 第 2 版. 北京：中国中医药出版社，
    2007.

[2] 钟赣生. 中药学 [M]. 第 10 版. 北京：中国中医药出版社，
    2016.

[3] 高学敏，张德芹，张健军. 实用本草纲目彩色图鉴 [M].
    北京：外文出版社，2006.

[4] 明·李时珍著. 李伯钦校注. 本草纲目 [M]. 北京：中国
    古籍出版社，2015.

中药名称笔画索引